ヤンデル先生の

ようこそ！病理医の日常へ

札幌厚生病院病理診断科
市原 真

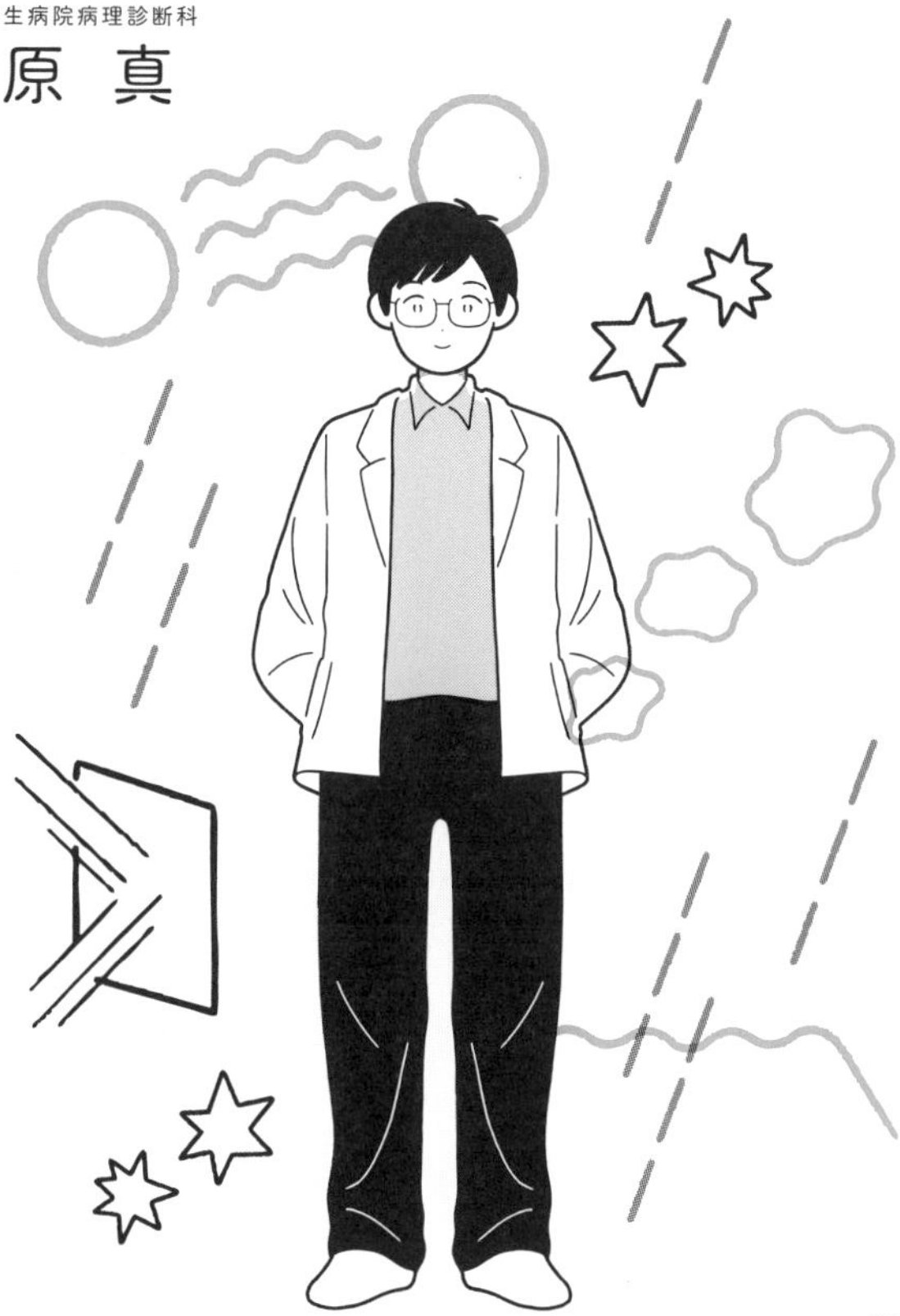

清流出版

はじめに

本書の担当編集者であるAさんは、企画書を私に送る際に、「仮目次」をご用意くださいました。こんな事柄について書いてほしい、というリストです。その一番目の項目が、「病理医のお仕事とは何か」でした。

なるほど、そうですよね。そこがはじめに知りたいことですよね。

これまでにも、幾度となく問われ、答えてきました。いくつかのウェブ記事に執筆し、インタビューに答え、何度かは書籍でも取り上げました。何より、これまで仕事やプライベートでお会いしたほとんどすべての方々から、何度も直接尋ねられました。「病理医って何してるの?」と。私にとってなじみ深い質問です。

ですから、私は今回の企画書を読んで真っ先に、

「楽勝だな」

と感じました。

ほかのお題についてもざっと目を通しましたが、基本的には、これまで問われて

きたものばかり。これならばすぐにでも書けそうだ、と思いました。各単元の文字数を埋めるのに、これまでの経験を駆使すればそれぞれ15分もかからないだろうと計算します。すでに頭の中にある結論を再利用することで、手早く1冊の本ができあがるでしょう。

病理医を主人公とした物語。

子供たちが、将来病理医になりたくなるような手引き書。

人々が医療を身近に感じてくれるようなガイドブック。

だいたいこんなところだな。ササッと執筆を終わらせてしまおう。

そう考えて、さっそくパソコンに向かいました。

ところが。

今、冒頭の「病理医のお仕事とは（仮題）」を書きはじめて数行のところで、私は早くも手を止めて、ぼんやりと天井のあたりを見ています。

ふと、こんな思いに襲われたからです。

私は、「今あるものだけで」この本を書いていいのだろうか？
読み手にとって、単に新しい＝新刊の本だというだけではなく、新しい考え方に出会える本にしてはどうか。そのほうが、ずっとすばらしいではないか。
そのためには、書き手である私自身が、「新しい考え方」を手に入れながら書かなければいけない……。

ささやかながらけっこう芯の太い決意が、少しずつ大きくなってきました。さっきまで、使い慣れた語彙《ごい》を用いて本書を仕上げようと思っていたヤラシイ気持ちが、脳のスキマの部分にしみ込んで消えていきました。代わりに、たぶん私はこの本をかなり苦労して書くことになるんだという予感が、じわじわとにじみ出してきます。

一般論として、何かを「書くこと」は、読み手に何かを変えてもらいたいというモチベーションに引っ張られている気がします。読み手が役立てられそうな情報を一つでも得てくれたらうれしい。これまでの考え方とは違う何かをつかんでもらえたら本望だ。本を通じて、変化してほしい。

この気持ちは、あるいは「教育」とか「指導」と言われているものに近いかもしれません。若い人たちから見て、より先を生きている「センセイ」が、世にあふれる知識の中から使い勝手のいいものを覚えやすい順番で選んで、きっちりと渡していく作業。このとき教える側が願っているのは、自分の後を追いかけてくる人に「いいほうに変わってほしい」ということだと思います。

私が最近手掛けた、『どこからが病気なの?』（ちくまプリマー新書）という本も、まさにそのような教育的動機から書いた本です。対象としては中学生や高校生向け。ただし、できれば大人が読んでもおもしろいように書こう、老若男女にヤマイの知識を得てもらおう、みんなに変わってもらいたい。そう思って執筆しました。

ところが、執筆中、次第にあることに気づきました。本を通じて変わるのは、読者よりも、書き手である私のほうが先だ、ということです。

振り返ってみると、私はこれまでいかなる本の執筆においても、編集者さんたちからいただくお題に答える過程で、これまで考えていなかった文章が指先からカタカタとタイプされていくような感覚を覚えました。たとえば、丸善出版から出した『いち病理医の「リアル」』のときは、私がこれほど「他の医療者たちとコミュニケーションすること」を重要視していたのかと、自ら執筆したはずの文章にびっくりしてしまいました。また、『Ｄｒ.ヤンデルの病院選び』（丸善出版）のときは逆に、「簡単に書けるだろうと思っていたお題をうまく処理できない自分」を見つけ、まるで指先がタイプを拒否しているような感覚に戸惑い、深く考え込むことになったのです。

こういった体感が最も顕著だったのは、『病理医ヤンデルのおおまじめなひとりごと』（大和書房）のときです。再読すると当時の気持ちが蘇ってきます。序盤、執筆のモチベーション低下を隠そうともせずにまごまごとしていた私の文章が、編集者が提示したお題を進めるごとに少しずつ変化し、単元を進めるごとに何かをとらえはじめます。第3章のあたりで、執筆前には言語化した覚えがない「医療シアター」という概念が突然「指先」から生まれて、急速に輪郭を持ち体温を発し、私は驚愕して現実に声まで上げました。

「うわ、『ぼく』はそんなことを考えていたのか!」


私が日ごろからぼやぼやふわふわと考えていることを、縁あって編集者から文章にしてみないかと導かれ、本にまとめさせてもらえることは大きな幸せです。ただし、それは単なる喜びだけでは済まないようです。書くことを通じて、私は素材になりそうな経験や表現を探して脳の中をまさぐったり、いつもと違うスイッチを入れてみたり、ときにはもともとあった自分の一部を整形手術してみたりする。このとき、うれしいとか楽しいという言葉だけでは語れない、かといって辛い苦しいとも少し違う、「脱皮のもぞもぞ感」みたいな不思議な感触を伴います。

平たく言えば、文章を練り込んで1冊にまとめあげることが、執筆者である私自身に刺激として作用する。

書いたものに対して編集者からあいづちやツッコミをもらうこと、本づくりのプロたちからの何気ない反応一つひとつ。これらはそもそも刺激的ですが、どうやらそれだけでもなくて、なんと言うか、書籍執筆という非日常的な環境そのものが、「私の心に作用する圧」を持っているのです。この圧が、読み手よりも先に、まず書き手を変える。

自分の中でだけぬくぬく抱えていたアイディアを、多くの人の目に触れさせると決意した瞬間から発生する、もっとわかりやすくしたい、もっと具体的に著《あらわ》したい、もっとおもしろく「連結」していきたいという、もぞもぞした気持ち。これによって、自分の考えが研磨され、刃物のように精錬されていきます。

刃物？　待てよ、うーん、もう少し違う言葉に書き直すことにします。刃物というと、あたかも思考の細部が削れて無駄が落ちていくような印象ですけれども、ニュアンスはもう少し荒々しくて。

ひとり心の奥底で言語化せずに考えていたナニモノカを、誰かに読んでもらうために文章に変えていくとき、突如として、その思考に外から何かが飛び込んできて頭の部分に突き刺さることがあります。あるいは、思考の腰の部分をハンマーのようなものでガーンとやられることもある。すると、思考が研ぎ澄まされるどころか、思いもよらなかった形状にデコボコギザギザと変化するんです。いつもいつもまっすぐな日本刀に錬成《れんせい》できるわけではない。けれど、そのほうがいい。

このような思考の衝突や変形は、すべて脳内で起こることで、ダイレクトに痛覚に作用するわけではないですから、安心・安全そのものです。私は執筆の途中から、刺激・圧・衝突・変形を楽しむようになります。

では、依頼をされて本を書いて、楽しんでいるのが私ばかりかというと、そういうわけでもなさそうです。これまで私の書いたものを読んでくださった方の多くは、「私が執筆前にはさほど考えていなかった部分」に、最も興味を示されています。「私がうすうす感じてはいたけれど、執筆を通じてはじめて言語化できた部分」にこそ、読み手は大いに喜んでくださるようなのです。

読者の反応に触れ、執筆の前後で私が変化することを多くの方が「読みどころ」

として期待していると気づいて、はじめは意外でした。それまで書き手は「センセイ」であればいいと思っていましたし、読み手にとってさえ新しければ、書籍の用は十分に足りるだろうと思っていたからです。でも、どうやら、本を愛してくださる読み手の方々は、著者が執筆を通じて変わっていくさまを見て、より大きく反応し、「よし、私も変わろう」と思ってくださいます。

これはなぜなんでしょうね？　書き手と読み手が気分を共有できるから、なのでしょうか。ミラーニューロン（相手の行動を見て自分が行動したときと同じように感じる脳の仕組み）のなせるわざ……？

執筆者がおどろき喜びながら変化していくことが、読者の皆様にいい影響を与えるのだとして、その理由は本当のところ、よくわかりません。でも、

「私が『今あるものだけで』この本を書いてはいけない」

という気持ちだけは、確信に近いのです。この本は楽勝で書くべきものじゃない。

たった今、書きかけていた冒頭の数ページ分を、まるまる削除しました。「手癖《てくせ》」で答えられるようになりつつあった、「病理医とは何か」「私はどういう人間なのか」

といった質問の数々に、あらためてきちんとぶつかって、圧を感じ、いちから文章を組み立て直すことにします。そうすることで、書き手である私は、もぞもぞどきどきソワソワソワとしながら変化することでしょう。願わくば、その変化をご覧になった皆さんにも、「これまでの自分」に何かが衝突するような経験をしていただけるとうれしい。センセイから教わるような教科書的知識とはちょっと違う何かをそこに見出していただければ、と思います。

本書の執筆を開始するにあたり、「決意表明」的な文章を以下にそっと置いておきます。今までの書籍には書いたことのない一文です。

さあ、がんばって書きますので、がんばって読んでください。

２０２０年10月15日

私／病理医ヤンデル／市原 真

contents

第４章
生老病死のお話
――この世界を、ストーリーを生きる

第1章

病理医の日常のお話

——1日体験ツアーへようこそ!

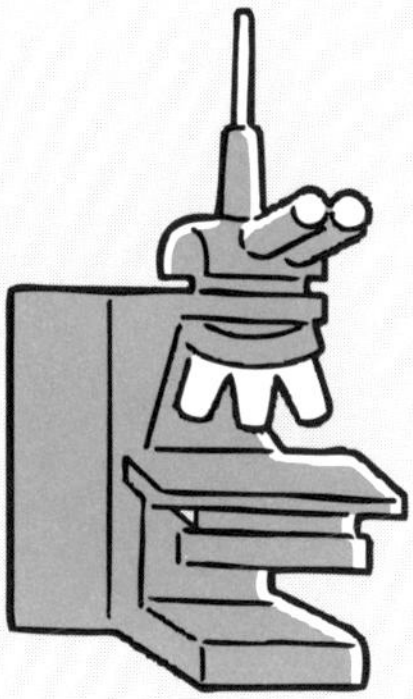

1-1

「医師のお仕事」と「病理医のお仕事」

医師の仕事を分類してみる

私は病理医という職業に就《つ》いています。SNSでは「病理医ヤンデル」なる若干パンチの利《き》いた名前を用いています。

このため、「病理医ってなんなの」「病理医ってどういう仕事をしているの」という質問をいただく機会が多いです。何度もお答えしてきたこの質問に、あらためて向き合ってみます。

病理医の仕事は、「顕微鏡《けんびきょう》を使って細胞を見て診断をすることです」。これが世間一般に通じる模範解答とされます。

ただ、自分で書いておいてアレですが、これではちょっと……なんというか……わかっている人にとっては物足りないし、わからない人からするとぜんぜん言葉が足りない、つまりは中途半端なお答えだな、と思います。文字数が限られたインタビュー記事であれば、この答え方でもいいと思うのですが、本書では十分に紙幅を使えますので、もう少し踏み込んだ説明をすることができます。

そこで、病理医のことをお話しする前に、「医師の仕事とは何か」をきちんと考え直してみましょう。病理医は、外科医や内科医や耳鼻科医などと同じように、「医師の一種」に過ぎません。医師の仕事を先に見渡したほうが、病理医の仕事がよりわかりやすくなるはずです。

医師の仕事は、（1）病気の正体を見定めて、（2）治療方針を決めて、（3）医療全体の責任を取りながら、（4）ときに医療の中でも一番責任が重い手技を担当することです。

急に難しい言葉が多くなった気がしますが、じっくり一つずつ解説します。

医師の仕事（1）病気の正体を見定める

人はさまざまな体調不良に見舞われます。その原因を言い当てて、程度を推し量ることを「診断」と言います。

たとえば、1日前から熱が出て、くしゃみ、鼻水が出て、あちこちの関節が痛くなったとしましょう。ここで患者が「かぜかな?」と考えることも、広い意味では診断です。ただし、医師はもう少し細かく考えます。この体調不良が、急性のウイルス感染症によるものであり、原因がインフルエンザウイルスで、入院の必要はなく、自宅で水分を取りながら安静にしていれば4、5日くらいでよくなるだろうと判断するところまで行うのが、医師による診断です。だいぶ細かいですよね。

また、「健康診断」のように、将来体調不良を引き起こすであろう病気を未然に探し出すことも医師の仕事です。「今はピンピンしているけれども、将来こんな病気になるかもしれない」というような、ある種の未来予測をします。

診断をする医師の仕事は、テレビの「お天気コーナー」に出演する気象予報士さんに似ているかもしれません。今どこで雨が降っているか、気温はどれくらいかと「今のお天気」を評価しつつ、明日のお天気はどうなるか、今週の気温はどのように推移するかと「未来の天気を予測する」ことも担当します。

医師の仕事（2）治療方針を決める

薬の種類や、使う量。

手術をするかしないか、するとしたらどれくらいの範囲で何を切るか。

放射線を当てるならばその線量、範囲をどうするか。どれくらいの期間、当てるのか。

これらを決めるのは医師の大事な仕事です。先人たちが積み上げてきたデータと照らし合わせて考える必要があります。

治療は奥が深く、多くの医師たちが今日も熱心に研究を進めています。手術ひとつを例に挙げても、「どこをどう持ち上げ、どこを切ったら1ミリリットルでも出血を少なくできるのか」、「どういう機械を用いれば1秒でも早く手術が終わるのか」みたいなことが毎日検討されています。先日、私はとあるシンポジウムで、「ある種のがんを切り取る手術の合併症が、これまでは0・1%の可能性で起こっていたところを、なんとか0・05%まで減らすことができた」と発表している医師を目にしました。非常にストイックですよね。

ただし、「治療方針の決定」は基本的に医師の仕事ですが、「治療を実施すること」は、必ずしも医師の専売特許ではありません。これについては、次項でもう少し詳しくお話ししましょう。

医師の仕事(3) 医療の責任を負う

たとえば、薬を開発する仕事や、薬を調合する仕事は、医師が行っているわけではありません。前者は研究者や製薬会社の、後者は薬剤師の大事な仕事です。

よく考えると、実際に薬を飲むのは患者自身ですし、点滴をセットするのは看護師ですね。医師がいつも患者のそばにいて「直接手を下して薬を口に押し込む」わけではない。

となると……「治療と言えば医師の仕事」とは言い切れなくなってきます。では、医師は治療方針を決めたあとに、何をするのか?

治療に責任を負うのです。

「今回は、患者が自分で服薬管理すればうまくいくだろう」

「このケースでは、看護師と患者とで協力してもらうことで、治療がスムーズに進むだろう」

というように、治療の実施自体はさまざまな人に任せながらも、全体の責任を負う。これがとても大事です。

あらゆる医療はチームで行います。そのチームには医療者だけではなく、患者も、患者の周りにいる家族も含まれます。医師は、チームの行動を統率し、「医師が決めたことに足並みを揃えてください」と発言することでチームの息を合わせるわけです。

オーケストラにたとえると、医師は指揮者であり、演奏家たちのテンポを揃えるためにタクトを振る役割です。医師がソリスト（独奏者）であろうとすると、しばしばチームはうまく機能しなくなります。患者や医療者が呼吸を揃えてハーモニーを奏でるために、医師が全体の方向性を打ち出し、要《かなめ》となってチームを率いることは、医療において欠かせません。

医師の仕事（4）一番責任の重い手技を行う

とはいえ、医師が治療において常に患者任せ、あるいはほかの医療者任せというわけではありません。直接、なんらかの手技を担当する場面も数多くあります。テレビドラマではそういうシーンばかりが好んで放送されます。絵になりますからね。ドラマではどういうときに医師が直接手を動かしていますか？　実は、「患者に何かあったときに医師以外では責任が取れない手技」のときです。

うーん、なんだかぶっそうですね。でも、本当です。

傷を縫う、手術をして臓器を取る、麻酔をかけて眠ってもらう、血管の中にカテーテルという管を入れて体の中を調べ回る……。

いずれも高度の知識と、くり返し訓練した経験を必要としますが、それ以上に、「患者の体を直接傷つけるために、医師免許という強い国家資格を持っていないと責任が取れない手技」です。医師はここを担当します。

先ほど、医療をオーケストラにたとえ、医師を指揮者にたとえましたが、手術室の医師は差詰め、ピアノを弾きながら指揮もする「弾《ひ》き振《ふ》り」をしています。

キーワードは「分業」、そして病理医の役割

以上、医師の仕事を四つに分類しました。

（1）病気の正体を見定めて、（2）治療方針を決めて、（3）医療全体の責任を取りながら、（4）ときに医療の中でも一番責任が重い手技を担当する。

こうして眺めてみると、ずいぶんといっぱいあります。正直に申し上げますと、たった一人の医師が、このすべてを担当するというのはしんどいです。医療が高度

化した現在においては、事実上不可能と言ってもいいでしょう。

そこで、現代の医師は手分けをします。自分が得意とする領域を選び、「この手技だったら私に任せなさい」と、専門として引き受ける。そして、自分の手が回らない分野については、ほかの医療者に任せる。これが現代医療です。キーワードは「分業」。


ここまでご説明して、ようやく「病理医の役割」を語ることができます。

病理医は、「分業」の末に登場する、きわめて専門性の高い仕事です。担当する範囲は、【医師の仕事（1） 病気の正体を見定める】の部分、すなわち診断業務。中でも、ほかの医師を含めたすべての医療者にはほぼ行うことが不可能な、「細胞診断」というのをもっぱら行います。「もっぱら」ですから、治療方針は決めませんし、一般的な医療手技も一切担当しません。医師の中でも一番マニアックな仕事ではないかと思います。

その具体的な仕事内容については、項をまたいでお話しするとして……。

ここまで私は、医師の仕事を四つに分類してから病理医の立ち位置を示すという説明方法をとりました。この、何事につけても「分類」して語るやり方は、どうやら私のクセです。分類思考。

でも、こうしてあまり分類ばかりしていると、読者の方から、「図鑑を読まされているみたいだ」という感想をいただくことになります。きちんと分類するやり方は俯瞰《ふかん》するには向いているのですけれど、サラサラと読むには不向きなのですよね。

そこで、病理医の具体的な仕事内容については、語り方を変えてみます。

これから皆さんには、私の勤める検査室を見学しにやってきた医学生の気分になって、病理医の暮らしをそのままご覧いただこうと思います。そのほうが、現場の質感が伝わる気がするのです。次の単元からは、私という「いち病理医」に、密着していただきましょう。

1-2 モーニングルーティン

病理医の日常に密着

これより、いち病理医の日常を体験していただきます。「病理検査室1日体験ツアー」です。なおこのツアーは、年に何度か、本当に開催しています。

今日は某大学医学部の5年目の学生さんが一人、見学にやってきます。お名前はBさん。紹介元の某大学のスタッフによると、Bさんはとても勉強熱心で、目下いろいろな医療に興味があるとのこと。将来何科に進むかはまだ考え中ですが、病理医も視野に入れつつ真剣に進路について悩んでいるのだそうです。

そんなBさんと一緒に、今日は私に密着してみてください。

朝です。時刻は6時半。私は出勤してデスクに到着したところです。Bさんがやってくるのは始業時間である8時半ごろです。まだ2時間くらいありますね。Bさんを待つ間に、「モーニングルーティン」に取りかかりますよ。

モーニングルーティンというと、音楽をかけて身支度をするとか、コーヒーを丁寧に入れるとか、ウォーキングやヨガのような軽い運動などを想像される方もいらっしゃるかと思いますが、私の場合は、「脳を整える時間」です。前の日の晩から今朝にかけて、メールが何通か送られてきていますので、これらに返事を書くのが毎朝のルーティン。

メールを送ってくる相手は、医師・医療関係者や、研究者、医学書を発行している出版社の方々など。

彼らが送ってくる専門的なメールに、朝のうちにしっかりと返事をすると、「ロケットスタート」が決まった気分になります。一日中脳を快調に走らせようと思ったら最初が肝心です。

メールが「主戦場」です

私が病理医の仕事として真っ先にご紹介するのが「メール」。これに多くの方はおどろかれます。一般に医師の仕事といえば、患者さんと向き合い、話をして診察をして、傷を縫い、薬を考え、あるいは手術をするイメージでしょう。それとはまるで違いますからね。

しかし私たち病理医にとって、メールのような文章のやりとりこそがきわめて重要な「主戦場」です。後ほどご説明する、顕微鏡で細胞を見ることも、最終的には病理診断報告書（レポート）にまとめることではじめてプロの仕事になります。すなわち、私たちの仕事では、言語化することがきわめて大きな意味を持つのです。

内科医や外科医など、ほかの分野の医師も電子カルテに記録は残しますが、必ずしも文章を作る仕事ばかりではなくて、実際に患者に処置を行う文字通り「手当て」の時間があります。その点、病理医は、とにかく朝から晩まで、「映像」と「文章」を相手にしています。患者に手を当てる時間がない。このことは、私の心の奥深いところにだいぶ影響を与えているように感じています。

では、具体的なメールの内容をちょっとだけお目にかけましょう。

他院で胃カメラを使って胃腸の診療をしている消化器内科医（C先生）から、珍しい病気についての相談が舞い込んでいます。私に病理診断の相談に乗ってほしいという内容です。

「やや珍しい症例を経験しましたので写真を送ります。胃の症例です。胃カメラでぱっと見た限りでは、がんではなさそうなのですが、じっくりと観察すると何やら一部おかしなところがあります。典型的ながんではないけれど、もしかすると、がんになりかけている病変かもしれない……」

なんだか、煮え切らないメールですね。「がんではないと思うのだが、がんになりかけているのかも……」なんて。まるで医師っぽくない、もっと白黒はっきりしてほしい、と言いたくなりませんか？

ところが、こういった、「白か黒かではなく、グレーの色調で悩む例」こそ、医師の腕の見せどころなのです。

私たちはつい「病気か、健康か」みたいな二択問題として体のことを考えてしまいがちです。もし、人体に起こることがすべて「がんか、がんじゃないか」のような二択問題であるならば、医師の仕事は非常にラクになるでしょう。おまけに、将来的にはＡＩ（人工知能）を使って計算できるようになると思います。いずれ医師が必要なくなるかもしれません。

しかし、実際の医療現場には、二択の「狭間《はざま》」にハマってしまうような、境界線にある症例がいっぱいあります。

そういうとき、医師はどうするか？

しっかり悩む。答えはそれだけです。単純化して近道を探そうとしても見つかりっこありません。じっくりと、頼れる文献を探します。教科書、論文、インターネット……。加えて、医師どうしで相談をします。先輩に尋ねたり、同僚と会議（カンファレンス）をしたりします。

そして、ときに、「病理医」に相談をするのです。

相談に乗ることが大切な仕事

私の元にはよく「グレーの症例」の相談が舞い込みます。今回のメールのように、「よその病院に勤める医師」からの相談を受けることもあります。実際にお目にかかったことのない医師からメールが届くことも多いです。

まだ病理医の詳しい仕事内容をお話ししていませんけれど……もうすでに、ちょっと不思議だと思いませんか？

「自分の病院の医師でもないのに、そこまで熱心に相談に乗るの？」

はい、そうです。「相談に乗る」というのは、病理医の仕事の中でも特にコアとなる業務であり、相手が「自分の病院の職員かどうか」はあまり関係がありません。むしろ、病理医という特殊な医師にとって、日本全国の医療者から患者について相談を受けるというのは一つの財産になります。

医師は難しい判断をするための訓練を積んでいますが、それでもなお悩むくらいに判断が難しい症例や、ある種の珍しい症例に出くわすことがあります。細かな違和を見逃さないようにしている医師であれば、ほとんど毎日のように、小さな「ドキッ」に衝突すると言っても過言ではありません。

そういう症例を、たとえば私に相談していただけるということは、私が「難しくて珍しい症例」を経験することにつながります。これは「経験値アップ」のチャンスです。もちろんそこには難しい症例に悩んでいる患者がいるわけで、経験値が得られるからといって喜んでばかりもいられないのですけれど。
患者にとっても、自分の病気の細かな疑問点について、主治医がそれを「なんとなく」で解決せずに多くの専門家とシェアして解決してくれたほうが、メリットがあるはずです。

もちろん、他院の症例を見ることで自分の病院の診断が遅れてしまってはいけません。誰かからの相談に乗るためには、少なくとも、自分の仕事が終わる目処《めど》が立っている必要があります。前日に仕事が順調に進んでいれば、早朝のルーティンで他院からの問い合わせにしっかり向き合うことができます。

さあ、メールに返事しましょう。何度もやりとりした相手には、短い返事で伝わります。
「承知しました、プレパラートをお送りください。内視鏡写真は個人情報を削除してからDropbox(共有ファイル)に入れておいてください。よろしくお願いします」

これで2、3日後には私の元にプレパラート（顕微鏡診断用のガラス標本）が送られてきます。具体的な相談の段取りが終われば、今日この時点でできることはもうありません。次にC先生とやりとりをするのは、届いたプレパラートを実際に顕微鏡で確認する日になるでしょう。

続いて、別の医師（D先生）からのメールを開きます。以前に経験したある病気を論文にして学術雑誌に投稿したいので、病理診断の部分を執筆してくれないだろうか、という依頼です。

「もちろんです、では病理については私が書きます」

と返事を送信。すぐに資料を集めにかかります。D先生の症例について、以前に相談に乗ったときのメールを確認し、私が作った病理の解説ファイルを開いて内容を確認します。そして、病理の教科書を開いて該当ページをメモし、ウェブで手に入る論文の目録をリストにまとめます。以上の資料を、パソコンのデスクトップにある「相談症例」フォルダに格納します。ここまでを一気にやってしまうとあとでラクです。朝のうちに、「手はずを整えておく」イメージで取りかかります。

きわめて重要な朝の2時間

モーニングルーティン中はひたすら、各種のメールに対して「これからどうするか」を決めることを優先します。

案件の中には、数時間かけて論文を読んだり顕微鏡を覗いたりしないと解決しないものも多く含まれていますから、朝だけですべて終わらせるのは不可能です。複数のタスクを、1日の中でいつ取り組むか、1週間の中でいつ片付けるかと考える、すなわちスケジューリングが朝のうちにできれば上出来だと思います。逆に言うと、この時間なしに、いきなり8時半くらいから働きはじめようと思っても、まず夕方には仕事は終わらず、帰れません。自分の時間を増やすためにも、早起きしてルーティンに取り組むのです。

メールの量は日によって違います。タスク管理まで終えると長くて1時間半から2時間かかることが多いですが、ときには1時間かからず終わってしまうこともあります。では、モーニングルーティンはそこでオシマイにするかというと……。

空いた時間で、私はツイッターに何事か書き込んだり、毎日更新しているブログを書いたり、書籍やウェブの依頼原稿を書いたりしています。すなわち、メールの量にかかわらず、とにかく何かを書いている。

早朝の私を端から見ていると、「ひたすらキータッチしている」ように見えるでしょう。私にとってはきわめて重要なこの2時間ですが、医学生の見学内容としてはシュールすぎるので、さすがにここは見学内容には含めていません。

密着はまだはじまったばかり。いよいよ8時半になろうとしています。本格的な病理診断業務がスタートします。あ、Bさんがやってきました。

第 1 章

病理医の日常のお話

1日体験ツアーへようこそ!

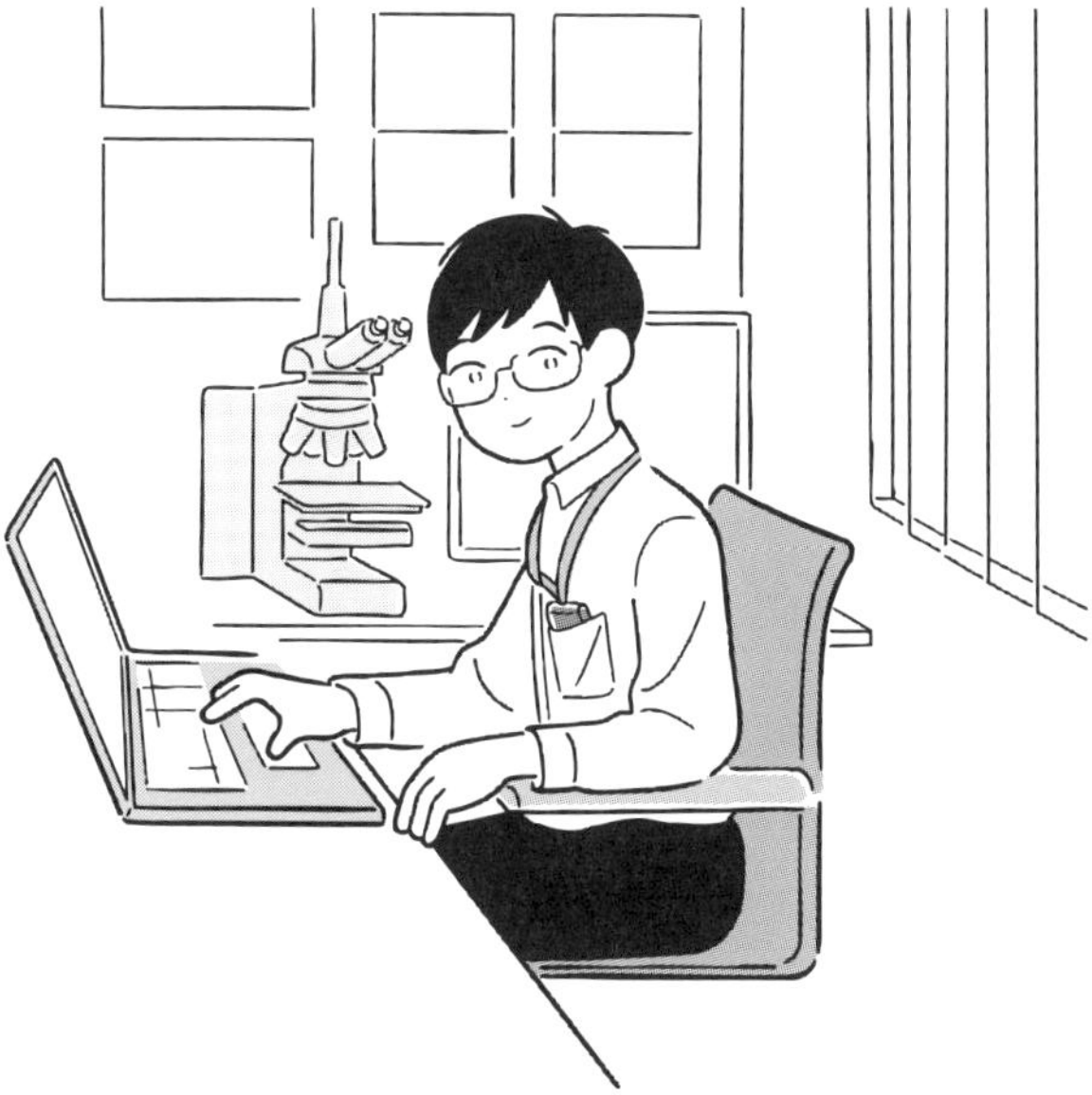

1-3 病理医の1日

病理診断見学スタート

Bさん、おはようございます。病理診断科主任部長の市原です。さっそくですが、今日はこちらの読者さんと一緒に当科を見学してください。よろしくお願いします。そう言えば、Bさんに読者さんの姿は見えているのかな？見えている？それはよかった。どういう超能力でしょうね（笑）。では私についてきてください。お二人とも仲良くしてくださいね。

見学の最中、質問があればいつでも私の話をさえぎって尋ねてくださって結構です。さえぎらないと私はずっとしゃべっていますからね。浮かんだ疑問は、躊躇《ちゅうちょ》せず、言語化できた順番に私に投げてください。

さ、働きましょう。

午前中は、手術で取られた臓器を片っ端から「肉眼診断」するという、とても大切な仕事があります。これには1時間ほど使います。

ただし、すぐにははじめません。今、向こうの「切り出し室」と呼ばれる部屋で、技師さんがホルマリンに漬かった臓器を取り出して、においを取るために水洗いをし、臓器の写真撮影をしてくださっています。この準備が終わるのを待ちましょう。さっき見てきた様子ですと、あと1時間くらいかかるかな。

なので、待っている時間を無駄にせず、別の仕事をしましょう。当たり前ですが、2時間以上かかる仕事を今はじめてしまってはいけません。仕事の途中で切り出し室に呼ばれてしまうと、中途半端に放り出すことになってしまいますからね。

仕事の所要時間をざっと把握しておくことは大事ですよ。「ここにあるプレパラートをすべて見るには2時間だな」とか、「この問い合わせに調べ物をしてメールで答えるにはざっくり1時間だな」というように見積もることができると、複数の仕事を並行して処理しやすくなります。病理医として働くにはスケジューリングが大切なんです。あっ、このことは、読者の方にはすでにお話ししましたね（笑）。

もっとも、病理に限った話ではないですよ。たいていの医師は、「準備ができ次第取りかかる仕事」や、「予定になかったのだけれど、急に呼ばれる仕事」を多く抱えています。慣れないうちは、1日の中で時間をどう使えばいいかが見えてこなくて、慌ててしまうでしょう。研修医のころは誰もが「胸がふさがるほどの忙しさ」を味わうものです。短時間で別々の仕事を割り振られると、心が振り回されたかのような強い疲労を感じます。

では、その忙しさをどう解消するか？　一つひとつの仕事を早く終わらせればいい、というのは一つの真実ですが、経験を積むと、「時間がかかる仕事」と「早く終わる仕事」をうまく並べ替えられるようになります。ベテランの医師の中には、患者一人ひとりに時間をかけて説明しているように見えるのに、1日が終わってみると誰よりも多くの患者を診察しており、おまけに書類仕事や処置、論文書きまで終わらせている、という人がいます。あれは、単に仕事が早いだけではないんですよ。「配置」がずば抜けて上手なのです。

話がそれました。「肉眼診断」の準備が整うまでの間は、昨日の夕方に同僚が行った生検《せいけん》病理《びょうり》診断《しんだん》（臓器や病気の一部を採取して顕微鏡で評価する診断）を「チェック」する仕事をします。だいたい30件分あります。1時間あれば終わるでしょう。

病理診断というのは非常に責任が重く、間違いが許されません。これをたった一人で執《と》り行うのはあまりにリスクが大きいので、当院ではほとんどの病理診断に病理医2名以上が目を通します。1名がまず診断を行い、もう1名がチェックするという体制。これをダブルチェックシステムと言います。

報告書における誤字・脱字のチェックはもちろん、具体的な診断の内容についても細かく確認します。ダブルチェックシステムがないと怖くて働けないですよ。人間は必ず間違えますからね。どうしても病理医が複数確保できない病院では、病理医と主治医がしっかり連絡を取り合って、「書き間違いがあってもすぐに気づくようなシステム」を作るなど、いろいろ工夫しているようです。

ではチェック診断をはじめましょう。もっとも、この仕事は大変重要ではあるのですが、すでに1名が診断を終えているため、作業自体は早く終わります。さあ、こちらへどうぞ。

一緒に顕微鏡を覗いてみましょう

ここに、最大で6名までが同時に覗ける「ディスカッション顕微鏡」があります。私がプレパラートを動かしてピントを合わせ、視野を決めて診断をする様子を、隣で同時に見ていただくことができます。

一緒に顕微鏡を見ましょう。細かいことはわからなくても大丈夫です。

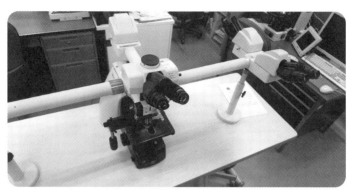

こちらが「ディスカッション顕微鏡」です。複数の人が同時に覗いて、診断について話し合います。

一人目は、肝臓の病気。肝臓に針を刺して、組織をちょっとだけ採取してきました。小さいでしょう？　光に透かしてみると、消しゴムのカスと同じくらいのサイズしかない。でも、ここに含まれている細胞を見ることで、病気の原因がどこにあるかがわかり、治療方針に対するアドバイスもできます。さあ見ますよ。

はい、終わりました。40秒くらいですかね。パソコンで病理用電子カルテを開いて、同僚が入力した診断を見ましょう。箇条書きで、肝臓の各評価項目について、20項目くらいいろいろと書いてくれています。はい、すべてOKです。文句なし。電子サインをして、電子登録。これで1名終わり。顕微鏡を見た時間と、診断をチェックした時間、合わせて90秒くらいでしたか。

では次。

……あっ、早すぎましたか。すみません。

でも今日はこれでいいです。働いている雰囲気さえ、見ていただければ。

たった今お目にかけた肝臓の生検病理診断を説明しようと思ったら、10年かかります。肝炎の生検病理の話だけをお話しするなら1時間半もあればエッセンスはお伝えできますけれど、世の中にはほかにも病気がいっぱいありますからね。同時並行で、常に複数抱えて、どれにも目を配って勉強しようと思ったら、やっぱり10年はかかります。焦ってはいけません。

次行きますよ。

炎症性腸疾患という病気の消化管生検が6片。プレパラートは6枚。一つひとつ見ていきます。一つ目、二つ目。多いのでさすがに時間がかかります。診断をチェックしましょう。それぞれ細かい評価が書いてあります。

はい、終わりました。2分くらいでしたね。

では次。

臨床診断は胃炎。でも主治医は「もしかしたら胃炎じゃないかも」というニュアンスをにじませている。ほら、病理診断の依頼書のここを読んでください。「胃炎?」って書いてありますよ。「?」です。この「?」、シブいですね。主治医は誰かな、ああE先生だ。E先生は医師25年目くらいの大エースです。診断はすごく正確。そんなE先生が「?」を付けているということは気になりますねえ。

……今、この説明だけで1分くらい使いました。

顕微鏡を覗いて細胞を見て考えるよりも、主治医の書いた依頼書を読んでうーんと考えて、言葉に直すことに時間をかけた、ということです。

これがとっても大事です。

全力で病（やまい）の理（ことわり）を考える

顕微鏡を見て細胞の形を見て終わり、では、医師免許を持っている意味がないんです。ストーリーを読む必要があります。「文脈」を考える。主治医がなぜこの細胞を採ろうと思ったのかに、最大限に思いを馳せる。コンテキスト（文脈）が伝わりづらかったら、電話をかけて、主治医に直接聞き出します。「何でこれ採ったんですか？」「何を疑っているんですか？」「どうして迷ったんですか？」って。そこまでやるのが病理医です。病（やまい）の理（ことわり）を考えるために全力を尽くす。

十分に考えてから、細胞を見ます。「胃炎？」の「？」が気になるなあ、がんが隠れていてもおかしくないぞ、絶対に見逃さないぞ、と念じながら細胞を見る。すると、あ、ここにわずかにがん細胞が。同僚ももちろんそれに気づいて、がんがあるという診断を書いています。ＯＫ。診断所要時間は15秒です。でも準備時間が5分くらいかかりましたね。

それにしても、今の患者さん、この小さながん細胞が見つかってよかったなと思いますけれど、これから大変でしょうね。「がん」ですからね。一人のがん患者を診断するたびに、その患者が家に帰って家族に話して、泣いたり悩んだりするところを思い浮かべます。これはもう、必ず思い浮かべる。条件反射です。そして、当たり前ですが、胸が痛む。何人診断していても、瞬間的に、自分のことのように、あるいは自分の家族のように思って、がんかあ、大変だなあと感じる。

かつて、「患者全員にそうやって同情していたら心が持たないですよ、病理医は年間5000人以上のがんを診断するんですから」と忠告されたことがありますが、これはもう自分がそういう性格なのだとあきらめて受け入れています。思い浮かべるのをやめない代わりに、「主治医はその患者に直接話をするのだ」、「これから患者と医師は多くの医療者と一緒にチームを組んで、このがんと戦うのだ」、「だからせめて、これががんであるとはっきり言うことまでは病理医である私がやるべきことだ」と、思考を進めます。

情緒を技術と責任の下に引きずり込む。

そうすることで、かろうじて、私は毎日無数のがん患者を「確定診断している」

という暮らしに納得することができ、重責と折り合いを付けることができます。

……さあ、30件の生検診断のチェックが終わりました。同僚の診断に、ミスは1個もなかったですね、すばらしい。文章も完璧でした。病理診断では文章を作るのがとても大事なのですが、それだけに、一人目の病理医がきちんと文章を書いてくれると、二人目のチェッカーは仕事がとてもラクです。

ちょうど1時間経ちました。ほら、技師さんが呼びに来た。

では、手術で取った臓器を見に行きましょう。今日は手術検体が10件あるそうです。今度は顕微鏡を使わずに、臓器を肉眼で見て、考えます。午後には臓器をナイフで切って、どこをプレパラートにするか決める「切り出し」をします。ただし、途中どこかで迅速《じんそく》組織診《そしきしん》（手術の真っ最中の患者から組織を採取し、手術の間に急いで病理診断を行う特殊な診断）が入りますから気をつけてください。「切り出し」が終わった3時ごろには、今日プレパラートができる生検標本がまた40件くらい上がってきます。夕方はそれを見ましょう。今度は「一人目の診断」ですから時間がかかりますよ。報告書に書く文章を練らなければいけないですからね。だいたい2時間で終わるかな。そこでたぶん5時になります。Bさんの見学は5時でおしまいとなります。

めまぐるしいですけれど、メリハリ持ってやっていけば大丈夫です。一緒にいろいろやっていきましょう。ああ、なんだかワクワクした表情をなさっていますね。いいことです。そういうのが、私にとっても刺激になる。

1-4 食堂にて

お昼休みの質問タイム

午前の仕事が終わりました。読者さん、Bさん、ご飯を食べに行きましょうか。まだ12時には少し時間がありますけれど、私たちは患者を直接相手にしない分、スケジュールを自由にアレンジできますから、お昼ご飯だって混んでいない時間に行けるのです（笑）。

おっ、読者さんはなかなかおもしろい反応をなさいましたね。さっきまで、空き時間を見定めては次々と仕事をはめ込んでいたのに、お昼ご飯をゆったりとるなんて……と言わんばかりのお顔です。

でも、これ大事ですよ。1週間単位、月単位、年単位でずっと高いクオリティの仕事をしようと思ったら、自分がご飯を食べたり休んだりする時間もきちんと配慮し、しっかり配置しないと、うまくいきません。

お昼ご飯はゆっくり食べますが、せっかくですので、質問があれば、どうぞ。

「病理医のキャリアパスについて」!

これからどの施設で学び、どこで成長したらいいかという道のりのことですね。Bさんはしっかりしていますね。

そうですねえ……人それぞれです、今の時代は。病理医になるためにこうでなければいけないという決まった進路はないと思います。大学の病理学講座と呼ばれる場所に所属していないと、病理専門医資格を取るための要件が満たしにくいので、最初は大学からスタートすることになるでしょう。でも、その先は本当に人それぞれです。

かつて、「白い巨塔」というドラマがあったのですが、あの中で描かれていた「医局という場所のエライ人の命令で修業をしなければ医師になれない」というのは虚構です。もっとも、「医局でエライ人に従いながら、いい病理医になる」方法自体は今も健在ですし、有効でもあります。虚構になったのは、「○○しなければならない」のほう。ほとんどの義務が消失しました。どう歩んでも、病理医にはなれます。選択肢が増えた。いいことですよね。

ただ……人からこうしろと言われない分、自分で自分の進路を決める不安は、今のほうが強いかもしれません。

病理医だけの話ではないですよねえ。社会のみんなが、同じようなことを感じている。

一つ言えるのは、「つながりの数」を確保できる場所にいたほうがいい、ということです。多くつながればいいというものではないのですけれど、つながりが少なすぎると、井戸の中に落ちたように孤立してしまいます。多忙の嵐に飲み込まれたときには、周りに灯台が多いほうがいい。このことを、単純に「病理医が多い施設で研修するべき」ととらえて実践するのは一つの手です。私はよく、「とにかく多くの人と出会える場所を選べ」と言います。

病理医は患者とコミュニケーションを取らない仕事ですが、その分、医療者と延々とコミュニケーションを取り続ける職業です。自分を取り囲んでいる環境を形成しているのが、同僚の医療人ばかりだということには、自覚的であるべきです。「勤めている環境」がもっぱらあなた自身に影響を与えるでしょう。

私たちは、患者という「自分の暮らす世界とは異なる世界の人」とのやりとりがない分、狭く尖った世界に影響を受けやすく、多様性から取り残されるリスクがやや高いかもしれません。

たとえば、大学のやり方しか経験したことのない人「ばかり」に囲まれて働いていると、きっと「大学のやり方」をする病理医になるでしょう。それは別に悪いことではありませんが、一つの方法しか知らないまま勤め続けることにはリスクもあります。

やはり、ネットワークを広げる努力をし、多様な見方を備えておいたほうがいいのではないか、ということを、最近よく感じます。

「給料」と医師のイメージ

ほかにご質問はありますか。

「給料」ですか？　あーとてもいい質問です。働くことを考えるというのはそういうことですよ。

給料は十分もらえます。具体的な額は、読者さんが帰ってからお伝えしましょう（笑）。「足りる」ということだけは申し上げておきます。私にとっては十分です。使う時間がないからな……いえ、こっちの話です。

若いときは「もっとほしい」と思うこともあるでしょう、その場合、「ほかの病院でのバイト」も考えていいと思います。ただ、自分の実力が伴っていない時期にほかの病院で責任を負うのはとても大変です。短期的に額面を稼ぐことよりも、長期的な計画を持つことが大切です。

病理医が稼げる金額は、ほかの科の医師と同じです。ＳＮＳで「病理医は稼げない」という意見を目にして心配する人がいるのですが、そういう人は検索がヘタですね（笑）。要は、やり方と運です。ただし、病理医の場合は当直をしないので、当直手当はもらえません。

あと、「病理学者」はまた別ですよ。学者には学者の給与体系があります。

たまに、医師の給料に過剰な夢を見ている人がいますね（笑）。良心的な医師をやっている限り、都内にタワマンを買うとかプライベートジェットを買うとか毎月海外に旅行するといった、ＩＴ企業経営者・外資系ライフサイエンス企業要職・大規模自治体デベロッパーみたいな暮らしはできません。それをやりたいなら起業するか、投資で稼いでください。これについては、医師の領分とは無関係な話ですので、私から申し上げることは特にないです。医学と別に勉強する時間があれば、目指してみるといいでしょう。ただし成功する条件は世間の皆さんとなんら変わりませんよ。医師って、ほかの業界の人と比べて特別頭がいいわけではないですし、要領がよいとも思いません。事務処理能力が高い傾向にあるのと、努力が成功に結びついた経験がある、くらいのものです。

いや、もっと儲けている医者もいるだろう、高いワイン飲んで海外旅行ばかり行っている医者があんなにいるじゃないかって言いたそうな顔をしていますね。もしやフェイスブックの話ですか？　彼らもスマホに写ってないところでは、牛乳飲んでプリッツ食ってジャンプ読みながら寝ていますよ。「いい暮らしをしている医師」に見える人は、セルフプロデュースが上手なだけです。ＳＮＳでの自己アピールがうまい。それ以上でも以下でもないです。

……やはりキャリアやお金の話題は楽しいですね（笑）。そのほうがいいです、医師もほかの社会人と一緒です、きちんと自分の人生を設計しなければ長く元気に働けませんから。

休暇と研究費のやりくり

ほかにご質問は?

はい、休暇についてですね。うちの場合はがんがん取っていただいて大丈夫です。理由なく平日に5日連続で休みを出していただいても結構です。前の月の20日までに申請いただければ、その間、あらゆるデューティ(仕事)からあなたを外すことができますし、直前であってもたいていなんとかなります。ただし、ほかの人が休む日に、直前になって休みをかぶせてしまうと、残された人の仕事が大変なことになりますので、そのあたりは注意していただきます。周りのスタッフと息が合っていれば、かなり自由に休める、ということです。

給料と休暇の話のついでに。

当院では、「研究費」が支給されます。1年間につき、一人あたり○○万円。使用するには書類が必要なので気をつけてください。額だけ聞くとすごく多いなって気持ちになりますが、計画的に使わないとあっと言う間になくなりますよ。たとえば、我々が暮らす札幌から東京出張に行くとき、「割引チケット」を使わないと飛行機代だけで往復6万円くらいになりますよね。パシフィコ横浜の学会と神戸国際会議場の学会に1回ずつ行って、交通と宿泊と学会参加費を研究費から払おうと思ったら、もうそれだけで15万円くらいになるという金銭感覚を大事にしましょう。加えて教科書をいくつか買って、学会の会費を払ったら、研究費はもうほとんど残りません。戦略的に使ってください。

飛行機の割引チケットを使わないことには理由があります。予約の変更が利く飛行機を取らないと、いろいろ不便なのです。仕事の都合で急に帰らなければいけないこともあるし、逆に、学会などで出会った人の施設を見学するために帰りの飛行機を遅くしたいこともあります。何より、札幌は冬期間、さまざまな理由で飛行機が遅れたり欠航したりしますよね。そういうときにスマホでささっと次便を選んで帰ってくるには「通常運賃」もしくは「往復運賃」での予約のほうが便利なのです。大事な仕事のときには、たとえ自腹であっても定額運賃のチケットを取るようにしています。特に乗り継ぎ便は、割引チケットはとても危険です。

ほかはどうですか。この際ですのでなんでも聞いてみてください。

あ、SNSですか? ツイッターはいつやっているのかって?

そうか、確かに、今日はこうして読者の方とBさんと一緒にいろいろ見て回っていますけれど、その間ツイッターは一度もやっていませんね。思っていたのと違いますよね(笑)。もちろんワケがあります。

これまでお二人がご覧になったように、午前中の私は診断チェックをしました。診断が1件終わるたび、次の診断に移るまでの短い時間で、お二人には各症例の説明をしましたね。だいたい、1例につき30秒くらいは説明したでしょうか。

でも、普段はお二人のような見学者がおりません。となると、いつもの私は延々と診断し続けているのかというと、実はそうではないんです。

診断と診断の間は、気持ちを切り替えるタイミングです。一人の患者から別の患者に向かう前に、頭をリセットする必要がある。胃の診断をして、大腸の診断をして、お年寄りの検体を見て、小児の検体を見て、というように、めまぐるしく対象が変わりますからね。診断と診断の間に、潜水における息継ぎ、トレイルランニング（山岳レース）における路傍《ろぼう》での休憩のような、休符を挟むようにしています。今日はそれがお二人への説明だったわけです。では、いつもはどうしているか？

そう、おわかりですね。ツイッターに使う所要時間は一度にだいたい30秒。ぴったり合うでしょう。まあ、あんまり休符ばかり入れていると、演奏になりませんけれど。

さて、そろそろ午後の仕事です。まだ時間がありますので、ゆっくりしていてください。お昼寝もおすすめですよ。仕事のクオリティを保つ上で、昼寝はとても役に立ちます。個人的にはツイッターと昼寝は同じくらいのリセット効果があると思っています。

1-5 5時と休日と

密着ツアーを終えて。照り返しと残像

これで、夕方までの職場見学はおしまいです。どうもありがとうございました！

さようなら、Ｂさん。またご縁があったらお会いしましょう。

——Ｂさんは果たして、将来病理医を目指すでしょうかね？　それはわかりませんが、とりあえず当院での見学を楽しんでいただけたようで、何よりでした。終始ニコニコされていましたけれども、ときおり垣間見せる、使命を帯びたような目が印象的でしたね。医療に対する目標をきちんとお持ちなのだろうと感じました。

世間からは、医師は進路を自分で決めてズンズン歩いて行くものだと思われがちなのですけれど……。実際にはほかの社会人と同じように、さまざまな偶然の巡り合わせがあって、ぶつかったりへこんだり飛び出たりしながら、自分の居場所を少しずつ調整していくものです。最初から思った通りの場所で、想像通りに仕事をして、一生同じように働く医師なんて、ほとんどいないかもしれません。

Bさんも、今日をきっかけに、思い描いていた自分の進路や医療に対する考え方が、ほんの少し変わると思います。お相手した私が病理医で、特殊な働き方をしているからというのも多少は作用するでしょうが、あるいは、読者であるあなたと一緒に過ごしたことも、Bさんの中で何かを変えていくのではないかと思います。

たとえば、先ほどがんの診断の話をしたとき、私が「患者さんが家に帰ってからのことを思う」と言いましたね。

あのときあなたは……。

そう、今のような顔をなさいました。

きっとその顔を、Bさんは眺めていたでしょう。そして、何かを考えたのではないかと思います。言語化まではしなかったとしても、心の中に残像のようなものが残ったのではないでしょうか。その残像は少しずつ形を変えながら、Bさんのこれからの思考にわずかずつ影響を与えていきます。

私の発した言葉を、あなたの表情が照り返し、それがBさんに照射されることで、少しずつBさんが変化していく。

それは、きっととてもよいことだと思います。Bさんと同席してくださってありがとうございました。いい医者になるでしょう。病理医にはならないかもしれませんけれどね。

境界は、夕方の5時

さてと、私の仕事についてはまだまだ詳しくお話しすることもできますが……。

今日はもうこれくらいにしましょう。幸い、モーニングルーティンも、1日の業務も、さほど問題なく終わりました。病院の運営会議なども今日はありませんので、あとは私が自由に過ごしていい時間です。夕方5時を過ぎると、問い合わせの電話などもかかってこなくなります。スタッフたちも家路に就きます。話しかける人が少なくなった時点で、私はイヤホンを付けて、チル・ミュージックを小さ目のボリュームでかけ、少し時間のかかる仕事をする時間に入ります。

5時という時間にこだわる必要はないのですが、私にとって、だいたいこのあたりに「境界」があります。

5時より前は、「無数の患者、無数の医療者たちを同時に相手にする、接続と切断の反復」。

そして5時以降は、「外部との接続を減らし、でも完全には切断せずに、ゆるく世界とつながったままで自分の中に乱反射するものを見つつ、何かを作る時間」。

この「5時以降」がけっこう大事なのです。ゆったりと自省しながら思考して働く時間を、週に2度ほど確保できると、仕事の質が上がるだけでなく、こなせる量もぐんと増えます。数をこなしまくる昼と、質を深める夜のバランスが重要なようです。

納得行くまで仕事をしてから家に帰ると、遅めのご飯を食べてビールを飲んで、テレビを点《つ》けてぼうっとしているうちに「スイッチ」が切れます。「寝る準備をしながら、ただおだやかに過ごす」。ここ何年か、平日の夜には本もマンガも読みませんしゲームもしていません。9時〜10時台のテレビを見ているうちに眠たくなって寝てしまいます。そして夜通し、メールが溜まっていく(笑)。5時になったら起きて出勤してモーニングルーティン開始です。

休日は、なるべくメールを見ません。休日もメール対応を休まないでいると、私は体を壊すでしょう。週をまたぐ用件はそのままにしておく。急ぎの用があったらどうしよう、と最初はおびえていましたが、返事が週をまたいで怒られたことは一度もないです。むしろ最近は、メールにあまり早く返事をしてしまうと、「もっと考えてから返事してください」と怒られることがあります(笑)。

休日の私はだいたい本を読んでいます。ただ、これはそうありたいと願ってやっているわけではなく、たまたま、巡り合わせです。本は好きですけれどね。

かつては休日に映画を観ていたこともありますし、ゲームをやっていたこともあります。アウトドアに時間を割けるほどの休みはこれまでなかったのですが、感染症禍であらゆる学会や研究会が軒並みウェブ化して効率が上がったためか、休日が少し増えました。この先、キャンプや釣りくらいだったら行くかもしれません。スキーはもういいかな。足パンパンになるし。

これまで、何かにハマって、それに時間を使うということはほとんどありませんでした。今も、休みの日に取り組むコンテンツそのものにはあまりこだわっていません。平日にできないことをできればありがたいと思いますし、おもしろければ儲けものです。

世間的には「気分転換」と呼ばれるでしょう。ただ、私としては、気分を転換しているのではなくて、長いスパンで気分を一貫させるために、行動を転換させてい

るんです。平日に接続しているものを切断して、違うところと接続しているという
か……。

ちょっと話がずれますが、Ａｍａｚｏｎなどで本を買うと、「この本を読んだあなたへのおすすめ」が表示されますよね。過去に私が購入した本の履歴から、似たようなジャンルの別の本を「連結するように」おすすめしてくれます。

私が仕事の合間に読む本や文章は、だいたいこの「おすすめの連結」によって成り立っています。ある一つのジャンルを読みはじめると、類書が次々とおすすめされ、それを片っ端から読みます。読み終わった本は、山があった場所がさらにどんどん伸びていく感じで蓄積されていきます。鍾乳洞《しょうにゅうどう》の足もとから天井に向けて伸びる石筍《せきじゅん》みたいに。

病理医として働く上で読んでおきたい本、医師として必要な本。私の生活様式にぴったりマッチする本。ＳＮＳで人気の本。

これらは一見多様ではありますが、系統樹をたどるようにルーツをさかのぼる

と、いずれも「平日、社会人でいる自分のニーズにつながる本」と言うことができます。Amazonのおすすめをどんどん買っていくというのは、要はそういうことです。

「ノード」を変える

一方で、休日に読む本は、書店をぶらぶらして、目に留まった本のことが多いです。仕事で使う機会のなさそうな、SNSで目にした記憶もさほどない、あまりマークしていない角度から偶然飛び込んでくるものに、無意識に手を伸ばしている。

平日と休日では、自分が接続する先、ノード（接続点）を変えているのです。加えて、休日に本を読むときは、「本以外との接続は切る」。平日はなかなかそうはいきません、本を読んでいる間もしょっちゅう仕事やSNSと多重に接続していますからね。

平日、夕方5時を境に、周囲との接続量を調節している私ですが、休日にはさらに切断を進めて別の場所との接続を図ります。平日とは違う連結を伸ばす。ときにノードをスキップするようにネットワークを動き回る。

このような暮らし方になったのは、40歳を越えてからです。今後も少しずつ変化はするでしょうが、基本的には週の中で接続スタイルを変えるやり方を続けていくのだろうと思っています。

この生活様式に、私が昔からあこがれていたわけではないです。また、強い信念と意図に基づいて続けているわけでもありません。

今いる環境で、できることとやりたいことをやっているうちに、自分が適応してきた結果がこうなのです。偶然たどり着いた感じ。そもそも平日と休日で本の読み方が微妙に変わっていること自体、本書の執筆機会を得るまでは気づきませんでした。今回、自分の日常を分析してみて初めてわかったことです。

ああ、そう言えば、土日に読んだ本の大半はＳＮＳに投稿していないなあ、なんてことも含め。

私は日によって、環境との接続様式を変えながら、自分を維持しているんですね。

なるほど、あらためて振り返って、そんな自分に納得するところがあります。

第2章

SNSのお話

――おおまじめなツイッター論

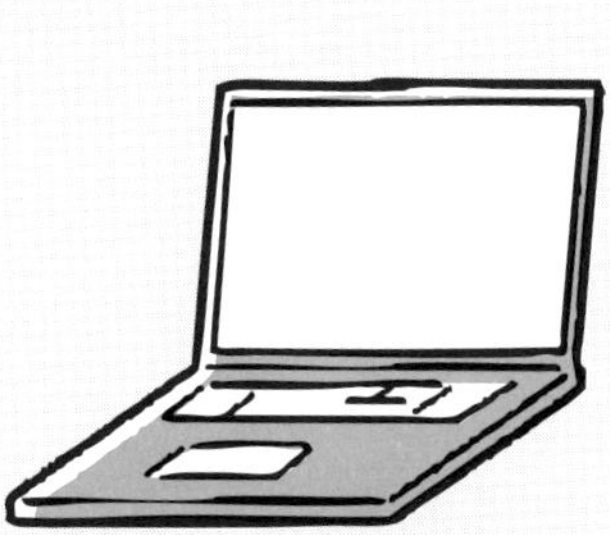

2-1

ツイッターの「ヤンデル先生」

おおまじめに書くツイッター論

さて、ここからはＳＮＳの話、特にツイッターの話をします。Ｂさんの前ではほとんど説明できなかったツイッターですが、私の日常をお話しするならば避けては通れない話題です。

ツイッターで、私は「病理医ヤンデル」と名乗っています。へんなダジャレ・オヤジギャグをツイートし、ときには本の感想を仕事中に連続でつぶやきます。まれにまじめな医学ツイートをすることもあります。

このことについては、今まで何度も質問されてきました。

なぜ、医師が学術論文ではなくツイッターで発信をするのか、まじめな話ではなくゆるいツイートをしてなんの意味があるのか、どうやったらそんなに熱心に医療情報を発信し続けられるのか……。

これらはいずれも「発信」に対する問いです。

でも、そもそも私は、ツイッターのことを、「発信用のツール」とは考えていません。本質は「同期するツール」であり、「呼応するツール」だと思っています。発信よりも受信が大切なのです。ツイッターにおける発信と受信の比率は1対9、あるいはもっと受信寄りでもいいくらいです。

このことをもう少し深く考えてみます。

たかがSNSの話、とおっしゃらないでください。私は本項を、「世界をどう受信するか」という命題の回答として、おおまじめに書くつもりです。

私のようにツイッターを楽しんでいる人たちは、芸能人やアーティストが提起した話題について、同じタイミングで、呼吸を合わせるようにツイートすることがあります。このとき、私がツイートすることを「発信」と考えると、どうもしっくり来ません。この場合は「同期」や「呼応」という言葉がふさわしいでしょう。アーティストとファンとがヒトカタマリになって、同じ時空を共有すること、そこに自らを重ね合わせること。

現実の物理法則やマナーでは不可能な、役者とファンとが同じ舞台に立つようなイメージを体感しているとき、ツイッターは同期して呼応することに非常に向いているツールだなあということを強く感じます。

他者との距離感が独特なものになるツイッター上では、まれに、自分が好きなマンガや小説の創作者たちと言葉を交わすことができたりもします。まさに僥倖《ぎょうこう》。「神と人がしゃべっていいのか……」と、自らの幸運におどろき慌てふためくばかりです。ひとたび、クリエイターと言葉を交わすと、これまで愛していたコンテンツに対する自分のレセプター（受容体）が猛烈に強化され、すでに買い揃えている既刊をお布施代わりに再度購入してしまったりもします。

このときの私も、当たり前ですが「発信」しているという感覚はありません。不思議な「同期」の幸運を噛みしめ、縁に「呼応」して感動や感謝を返すために、ツイッターを使っているのです。

今は少し極端な例として、芸能人やアーティスト、クリエイターとの距離感をお話ししましたが、本当は相手が「特別な人たち」である必要もありません。私にとってのツイッターは、医療の世界に生きていては出会うことのない人たちと同期し、さまざまな出来事を受信し、それらに呼応して、何かを照り返す（反射する）ためのものなのです。

前章でお話しした私のワーク／ライフスタイルを思い出してください。私の暮らしは、「いかに周りと接続・切断をくり返すか」という主題をひたすら変奏しています。平日／休日、昼／夜、仕事／プライベートを問わず、とにかく多くの世界とくっついたり離れたりを反復しながら、日々の意味を見出しています。

そんな私にとって、ツイッターはとても大きな意味を持ちます。なぜなら、ツイッターをはじめとするSNSは、私の接続先を何万倍にも増やしてくれるからです。

ツイッターとは、「接続過剰の海に攻め込むための橋頭堡《きょうとうほ》（拠点）」であり、「衝突に伴う振動を増幅するアンプ」でもあります。

発信は受信の「反射光」

あらためて。

受信増幅の場であるツイッターで、「発信」をするとはどういうことなのでしょうか？　以下は、私がツイッターに対して抱いているイメージです。

渋谷のスクランブル交差点の何万倍も交通量の多い場所を想像してみてください。ここで私は、すれ違う無数の人々の肩とぶつかっています。……これが、「他者のツイート」を次々に目にするときの感覚。

困り惑いながら、接続と切断を、ある種の衝撃と共にくり返し続ける感じ。

次々と現れる「外部」との衝突にまごまごとしているうちに、私の中に新しい言葉が生まれることがあります。今みたいな人にははじめて会ったな、こんなことははじめて言われたな。こんな考え方ができるんだな、こんな関係性があるんだな。

でも、それらの言葉がすぐに私の中から発信されるわけではありません。なぜならば、言葉を生むきっかけとなった人々は、あっと言う間に雑踏の中に消えていってしまうからです。次の瞬間にも、また違う人と肩がぶつかりそうになるからです。

そういうことをくり返しているうちに。

衝撃で突き飛ばされて尻餅をついて、顔を上げて元いた場所をもう一度よく見ると、こちらにぶつかった人が、目を丸くしながら、こちらに何事か語りかけようとするときがある。

あるいは、ぶつかった人は去ってしまったのだけれど、自分が少しよろけたことで、これまで物陰になって見えなかった場所に、誰かがしゃがみ込んでいる姿が見えてきたりする。

そこで、はっとする。

あるいはぞっとしたり、ほっとしたり、思わずばっと立ち上がってしまったりする。

そして「あっ」と声を出したら、それがようやく「発信」したことになるのだと思うのです。読んだ本の感想も、医療に対する思いも、もちろんダジャレやオヤジギャグに到るまで、私のツイートはそうやって生まれます。

なお、私の「あっ」が、次の瞬間には別の誰かにぶつかるかもしれないということも、書き添えておきます。発信する言葉は慎重に選ぶべきです。刃物であってはいけない。

……以上が、私が考えるツイッターの「発信」です。誰もがそうだというわけではないのでしょうが、少なくとも私にとって、発信とは環境からの受信をきっかけとしてもたらされるものです。

そしてこれらは、「世界をどう受信するか」という命題への、私なりの答えにもなっています。受信した自分は反射するかもしれないと、あらかじめ見据えて受信する、ということです。

このイメージを共有していただけると、日頃私が尋ねられる「なぜ医師がこれほどまでに発信をしているのか」という質問にも、お答えしやすくなります。

「医師として多くの受信をしたいと心がけています。その過程でときおり発信することがありますが、発信は受信の反射光のようなものです」

私は医師として、「多くの患者の役に立ちたい」というほかの医師の願いや、「わかりやすく親しみやすい医療情報がほしい」という患者の願いを受信します。私はこれらに同調し、共鳴し、増幅して、反射する。それが「ツイッターでの医療情報発信」の正体です。

そして、受信をきっかけとした発信（反射光）が照り返した先には、またそれを受け止めて反射する人々がいます。

このような説明を試みたことははじめてです。書いてくださいと言われて（受信）、しっかり考える（同調・増幅）ことで、新しいものが出てきた（発信）んでしょう。書籍の執筆も一緒かもしれませんね。

病理医ヤンデルと自分の「境界」

さて、受信と発信のことを考えながら、交差点で他者とぶつかり続ける自分のことを思っていると、だんだん、私自身の「境界」のことが気になってきます。他者と衝突する境界面の部分、すなわち私という個人を形作る輪郭のことです。

突然ですが、私の境界面は、「不定」です。日によって、他人とぶつかる肩の位置が違うというか……外側の境界部分が少しずつ変化しているように思うのです。

世の中には、「自分」をきちんと定義できているかのようにおっしゃる方々がいます。「私はこんな人間である」。「ここからここまでが私だ」。「私は私、他者は他者である」のように。

でも私はそうではない気がするのです。

私を取り巻く環境は、時間と共に変わっていきます。となると、私の境界面だってそれに応じて変わっていくのではないか。環境によって外輪郭が規定されているのではないか。

たとえばツイッターを使っていると、境界面の変化を自覚できることがあります。自分の肩がぶつかる範囲みたいなものが、私の意図を越えて広がっていき、日によって異なるいびつな形状を取るのがわかります。それは単純に「ネットワークに乗って遠くにいる多くの人と接続しているから」かもしれませんが、本当はもう少し複雑で、「細かく無数の衝突をくり返して受信や同期、呼応をくり返しているうちに、自分自身がどんどん変形していく」ということなのではないか、ということを考えます。

私は、ツイッターを永続的にやっているわけではなく、たとえば診断と診断の「スキマ」の時間に、心電図がピッ、ピッとパルスを刻むようにやっています。すると、自分の境界面についても、一方的に広げ続けるわけではなく、それこそ心臓のように、瞬間的に拡張しては、すぐに元のサイズに戻る感じになります。接続と切断、拡張と等倍、くり返し、積み重ね。

たまにいただく質問があります。

「ツイッターの病理医ヤンデルと、現実の市原真とはどういう関係ですか？　病理医ヤンデルは市原真の一部分なのでしょうか？」

この質問には、これまでお話ししてきた考え方を用いて、このようにお答えできます。

「病理医ヤンデル」は、ツイッターという環境によって拡張された私の境界面……「強化外骨格」にあたる。生身の外側に着ることができるロボット、あるいは、ハリボテ。

境界面を広げるというのはつまりハリボテの拡張です。それが日によってうごめくとなると、まるで物《もの》の怪《け》のようですね。でも、私はこのハリボテ、そう捨てたものでもないな、と思っています。

ハリボテを思い浮かべるにあたっては、ねぶた祭の山車を想像してください。あれ、ステキですよね、晴れやかで、いろんな色が見られて、キラキラしている。ハレのハリボテは人の心を沸き立たせるものです。

青森ねぶたは自分で発光しますが、ツイッターのハリボテは発信よりも受信と反射が信条です。ですから、中に電球を仕込むのではなく、表面に反射材をちりばめましょう。そうするとよりイメージに合います。

ハリボテの大きさで、表面に色とりどりの照り返しが生まれます。多くの光を反射することで、映えます。まさにＳＮＳ映え。

「病理医ヤンデル」がツイッターという環境で境界面を広げていくことは、この、「ハリボテの反射面積を増やす」ことに相当するのではないかと考えています。

ツイッターには「リツイート」という機能があります。誰かの発信をピックアップして自分の周りにいる人に紹介するためのものですが、これはたとえるならば「境界面で誰かの発信をそのまま全部反射すること」に相当します。

ハリボテの境界面にやってくる多くの情報を、リツイートで照り返すと、それがフォロワーを照らします。「病理医ヤンデルは、おもしろいツイートを見つけてきてリツイートするのがうまい」と言われることがありますが、これはつまり、「ハリボテの表面で反射するキラキラに人々が喜ぶ」のと似ているように思うのです。

境界からしみ込む無数の外部

境界面を語ったので、「内部」についても少し考えてみましょう。

病理医ヤンデルというハリボテの中身には、私の思考だけを薄めて流し込んでい

第２章

SNSのお話

おおまじめなツイッター論

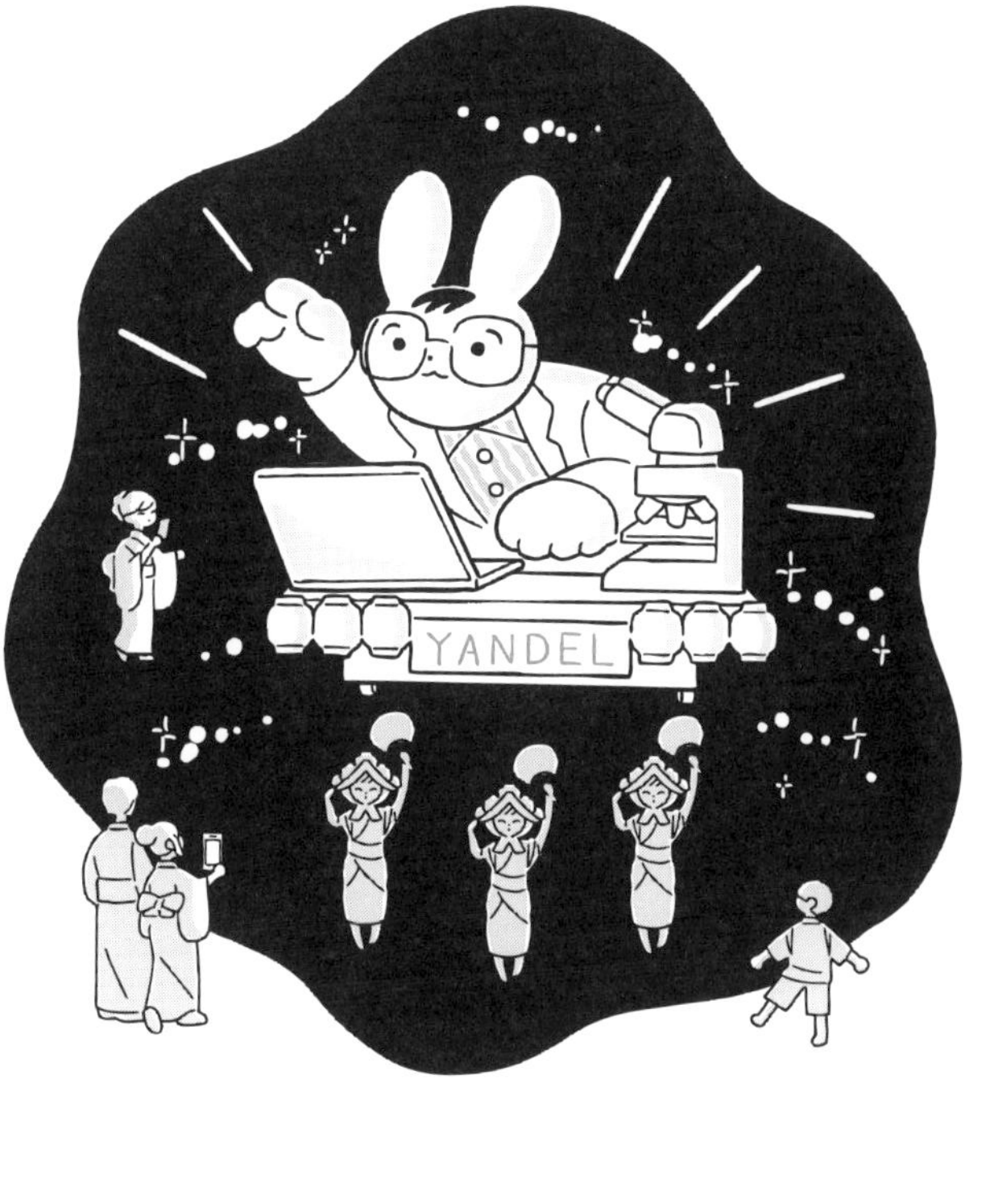

るわけではありません。「境界からにじんで侵入してくる、無数の外部」が溶け込んでいます。

病理医ヤンデルでいるときの私は、猛烈な量の接続をして、受信と同期、呼応、そして反射をしていますが、すべてが表面だけで行われるわけではなく、その衝撃のようなものが、少しずつ中にしみ込んできます。こうして自分の外側だけではなく、内部までも少しずつ変容していくのです。

多くの人々とひたすら連結していくばかりでは、ハリボテの自分がどんどん肥大してコントロールできなくなるでしょう。だからこそ、「接続と切断をくり返す」ことで、私はときおり、自分の本来のサイズを確認します。ただ、仮にハリボテをすべて脱ぎ捨てたとしても、ツイッターを使っているときの衝撃が体の奥に遠雷のように響いていて、生身の輪郭を震わせています。ハリボテの中にあるのは「元の自分」などではなく、ハリボテの境界で起こったさまざまなことをじわりと吸収して「生成変化し続けている自分」なのだと思います。

2-2 医療情報とツイッター

ダジャレについても考えてみる

今回、自分の思う「ツイッター論」を自由気ままに書いてみてあらためて自覚したのですが、私にはツイッターを純粋な発信ツールとして使う気持ちがほとんどないです。受信、同期、呼応、反射ばかりですね。

実際、自分のツイッターをさかのぼって、「他人に対するリアクションではなく、自分の心から出てきた純粋な発信ツイート」を探してみると、ほとんどがダジャレでした。

では、そもそもダジャレとは「純粋な発信」に含まれるのでしょうか？　まじめに掘り下げたことのないテーマですけれども、少し考えてみましょう。

ダジャレやオヤジギャグは、連想の火花を解放して、脳内でその場限りの「連結したイメージ」を作って遊ぶものだと考えています。そしてギャグが終わったら、読み手の反応にかかわらず、シレッと日常に戻っていくことが肝心。

この「急に接続して連結して、また切断する感じ」は、いかにもツイッター的だなと思います。ある種の「発信」ではあるかもしれませんが、どちらかというと「マイクテスト」みたいな感じですね。

ダジャレは単なる言葉遊び、悪ふざけなんですけど、普通に生きていると、言葉で遊ばないし、悪ふざけだってしないじゃないですか。そこのところを「揺らす」役割があるのかもしれません。オヤジギャグを文字通りオヤジ……中年以上の人が好むのも、固着しかかっているコミュニケーション・ネットワークをスウィングし、シャッフルするためなのかもしれません。さらに言うと、ダジャレの機能は、ツイッターによって接続の機会が増えることで強化されます。「揺らし」が思いも寄らないところまで届くこともあって……。

なーんて、すみません、半分くらいは適当に書きました（笑）。

でも一面の真理は含んでいるかも、と思います。

ツイッターで「医療情報」を扱うことは遊びではない

さて、私の考え方はともかくとして、医師がツイッターをやっていると、世間からは「発信者」としての役割を期待されます。こんなにたくさんのフォロワーがいるならある種の流行を作り出せるのではないか、という期待を向けられることもあります。

何を発信することを期待されているのか？

それはずばり、「医療情報」です。

適切な医療情報を世の中の人々が広く使えるようにしたい／してほしい。これは、我々が持ち合わせる職業倫理であり、社会から要請される願いでもあります。

私は、あらゆる医師はできる限り「医療情報に関与すべき」と考えています。このことを詳しく説明します。

そもそも、世間に向かって「私（医師）は、ツイッターで、本気で医療情報を扱っています」などと言うと、「ネットで遊ぶほど日常診療がヒマなのか」とか、「その時間をもっと有効に使って論文でも書いたらどうだ」などと叱責・揶揄《やゆ》されることがあります。

でも、ツイッターで医療情報を扱うことは「遊び」ではありません。現実にツイッターなどのＳＮＳを通じて、真剣に医療情報を探している患者が世の中には増えてきている以上、それに医師として応えるのは職務の範疇《はんちゅう》です。広い意味での応召《おうしょう》義務に従っているとも言えます。

このような考え方をしているのは、もちろん、私だけではありません。

米国在住の脳腫瘍研究者、大須賀覚《おおすかさとる》先生は、かつてこのように述べられました。

「私たちにとっての医療情報発信は、間違った情報により命を落とすかもしれない患者を救うためのものであり、医療の一環だ」

また、東京慈恵会医科大学葛飾医療センター小児科の堀向健太《ほりむかいけんた》先生もこう発言されています。

「私がインターネットで情報発信をしているのは、『診察室でのやりとりを延長するため』である。患者が診察室にいないときも医療に関心を持ち、自分や家族の病気と向き合って対処するために、あるいは医療者たちが私の情報を元に自分の診察室で説明ができるように、適切な情報をネットにストックしておきたい」

医師にとって、「医療情報を広く伝えようとすること」は、好奇心から出た気まぐれなどではなく、専門家としての矜持《きょうじ》なのです。そしてSNSは医療情報を扱う際に大きな役割を果たします。

医療情報を「書いて、置くこと」

私は10年来、ブログ、ツイッター、フェイスブック、インスタグラムといった複数のSNSの性質を比較しながら、医療情報を扱う方法について考えてきました。

はじめは、自らの病理医という専門性を用いて「発信」できることがないかと考えました。たとえば「病理の話」という、マニアックですが必要とする人がいる情報については、専門家である私自身が、知識と経験をきちんとまとめておくのがよいと思います。

「発信」した情報は、使いたい人がいつでもたどり着けるように、誰もが閲覧可能な形で整理しておくことが大事です。

博物館に陳列するように。

図書館の棚に挿すように。

「情報をストックできる場所」を用意することが必要です。こういった用途で役に立つのはブログです。自分でデザインして、自分で情報を整理できますから。

「書いて、置くこと」は医療情報発信の第一歩です。

ちなみにあらゆる医師はSNSの登場以前から「書いて、置くこと」をやってきました。医療の経験や医学における発見を、学会で報告し、論文にして、まとめる。人によっては書籍を執筆したりもする。いずれも、医療情報を世にストックする活動です。ブログは元々医師が取り組んでいた情報ストックの幅を広げたと考えればいいと思います。

ただし、ブログを用いたストックはあくまで医療情報を扱うことの基礎に過ぎません。非常に重要な基礎ですが、それだけでは足りません。なぜなら、「書いて、置くこと」には、二つの限界があるからです。

一つは、現代の医学が高度に細分化されすぎているために、ストックされる情報が膨大になり、記事がどんどん専門的になってしまうこと。

博物館の例で言うと、平安時代のブースの中に、仏教関連のコーナーがあって、その中に空海をクローズアップした特別展示があり、さらにその一角に「空海が残した書」があって、その書に使われたすずりと墨の種類をもっぱら研究した結果が陳列されている……みたいな感じになっています。たとえが極端だと思われるかもしれませんが、今時の医療情報は、本当にこれくらい込み入った内容です。

先ほどお話しした、私の「病理の話」だって、いかにもマニアックそうですよね？

そしてもう一つは、医療情報を使う人たちがみな博物館や図書館に足繁く通う人ばかりではない、ということです。情報をストックしても、そこに情報があることに気づかない人が多くいます。これを単純に「受け手の問題」として片付けてしまう人がいますが、私は「受け手の意識が高くないと情報が得られない状態」には問題があると考えています。

そもそも「公衆衛生」という概念は、医療に興味がある人も、医療のことを考えたくない人も、ありとあらゆる人が医療のメリットを享受でき、社会全体の健康レベルが上がることを目標としています。情報を集めることに熱心ではない受け手は放っておこう、というわけにはいきません。

情報が細かく分類されすぎていることと、そもそも医療情報にアクセスしようとする人が限られること。

これらの二つの問題は、医師が丹念に情報を積むだけでは解決しません。むしろ、医師がまじめに情報を整理すればするほど、一部のユーザーにとってわかりづらくなる可能性があります。

情報を届ける工夫

本書の１‐１で、私は医師の仕事を「分類」しました。あのとき、読者であるあなたは、少し「読むのがめんどうだ」と思いませんでしたか？　あるいは、「図鑑に羅列されているものを読まされているみたいだ」と感じませんでしたか？

情報を過不足なく並べること自体はいいのですが、網羅された情報は、本質的に「重い」のです。読むほうにとってしんどい（なお、書くほうもですが）。

ですから、ここにはやはり、工夫が必要です。

本書の1－2以降では書き方を変えて、Bさんやあなたと一緒にお話しするようなスタイルをとりました。博物館の目録すべてに目を通してもらうような方法ではなく、私が博物館の「解説員（学芸員）」となることで、一緒に見学して目の前で説明するやり方に変えたのです。情報に「ストーリー」を付加すると、受け手に興味を持ってもらいやすくなります。

しかし、膨大な医療情報すべてにストーリーを付けるなんてことは、少なくとも私一人では絶対にできない……。

そこで、「ブログ以外のSNS」、特にツイッターが真価を発揮します。

医療情報を発信して蓄積するだけなら、ブログがあれば事が足ります。情報を網羅しやすいですし、検索も容易ですからね。事実、多くの医師たちが、すでに自分の専門領域の情報をブログにストックしています。これは個別の博物館が乱立している状態にたとえられます。

その一方で、ツイッターはストックには不向きなツールなのですが、代わりに、「受信」「同期」「呼応」「反射」に向いている。

2-1でもお話ししましたが、ツイッターは、みんなで同じステージに上がって楽しむような「空気感の共有」や、クリエイターと会話したり感謝を届けたりすることができる「会話ベースのコミュニケーション」に向いています。

これを使えば、ブログベースの情報ストックの弱点を、補えるのではないだろうか。何か、うまく、併せ技にできる方法がないだろうか？

ツイッターのタイムラインで、大塚《おおつか》（篤司《あつし》）たちに出会ったのは、そんなある日のことでした。

2-3

「SNS医療のカタチ」のかたち

医師がチームで発信する

京都大学医学部特定准教授で皮膚科専門医の大塚篤司先生。東京慈恵会医科大学葛飾医療センター小児科の堀向健太先生。そして、京都大学医学研究科の大学院博士課程に所属する外科医の山本健人《やまもとたけひと》先生。（肩書きはいずれも執筆時）

私が彼ら3名に注目するようになったきっかけは、単なる偶然でした。ツイッターで彼らの活動が目に飛び込んできたのです。

彼らは「SNS医療のカタチ」というチームを組んでいました。上記3名（以下、オリジナル3と呼びます）は、それぞれ、専門としている領域が異なります。大塚は皮膚科、堀向は小児科、山本は外科。科が異なれば仕事内容もだいぶ違います。どのように患者と接し、どれくらい当直をこなし、どれくらい手を使い頭を使ってい て、どの程度研究を行っているのか。３名の「臨床感」はほぼ別モノ。同じ医師で あるという共通点はあれど、事実上はそれぞれの専門とする世界で、違う働き方を していると言っていいでしょう。

そんな相異なる彼ら３名が一堂に集まって、世の中に医療情報を広める活動をし ていると聞いた私が最初に思ったことは、

「別々の医師が集まっているのか、それはいいなあ！」

でした。

このことをもしオリジナル３に伝えたら、「えっ、ぼくらの発信そのものじゃな くて、単に『集まっている』ことがいいと思ったの？」などとおどろかれそうです が……（笑）。

ツイッター上で、他科の医師たちが一つの信念のもとに集まって何かをやってい

る、それこそが、ブログベースの情報ストック方式が抱えた問題を「根本的に解決する方法」だと直感したのです。

オリジナル3は元々、それぞれが個人でブログや大手ウェブメディアなどの媒体を駆使し、コツコツと情報発信を続けていました（というか、今も続けています）。しかし、前項でお話ししたように、医師の専門性は細かく分かれていて、書かれる情報はだんだんマニアックになっていくものです。私が一人で書き続けていた「病理の話」と同様に、大塚が書く「皮膚の話」や堀向が書く「小児アレルギーの話」、山本が書く「手術の話」も、「狭い領域の話」にならざるを得ません。

では、どうしたらもっと幅広い人々に情報を使ってもらえるでしょうか？　誰もが考え付く方法は、「仲間を集めて、手分けすればいい」だと思います。しかし、科を越えて医師がチームを組むというのは、ＳＮＳの世界では思いのほか難しいということを、私はこれまでの経験から感じ取っていました。

こう言うと、不思議がられます。ＳＮＳこそは、距離を跳び越えて「仲間」を作ることが容易な場所のように思えるのに……。

でも、SNSは、「仲間」が「チーム」として機能するとは限らない場所なのです。

たとえば、ツイッターにはクラスタと呼ばれる、同業種や同じ趣味・嗜好を持つ人々が集まるカタマリがあります。医療従事者が相互に交流する医療系クラスタ、略して「医クラ」はその一例です。

クラスタのつながりは、SNSに特有の「ゆるさ」から成り立っています。ツイッターでは誰もが「瞬間的な接続と切断をくり返す」ので、その場限りのやりとりが多く生まれ、クラスタもどちらかと言うとゆるいつながりに含まれます。これは、何かの仕事を長時間かけて分担して実行するチームとはニュアンスが異なるものです。

たとえばテレビで医療に関連するニュースが流れると、医クラの中から「専門性を活かしてコメントをする人」が現れます。こういうところだけを見ていると、「さすが医クラだ、医療情報を集めるときには医クラをフォローしておくと役に立つ」

と思いたくなります。

ただ、その一方で、「天空の城ラピュタ」が放送されたとか、サッカーのワールドカップで日本代表が点を取ったというような、医療とは関係ない話題で世間が盛り上がったときにも、医クラの人々は全員でステージに上がっているかのようにワッと盛り上がります。医療クラスタだからといって医療の話ばかりを交わすわけではありません。

いずれのケースでも、行動原理の中核にあるのはアクションではなくリアクションです。世間で話題になっているニュースを各人がそれぞれ「受信」してから、「同期して呼応して反射している」という意味合いです。

これが悪いことだ、と言っているわけではないですよ。クラスタは同業者の寄り合い場所のようなものであり、安心をもたらします。ただ、呼応と反射だけでは、公衆衛生に関する情報を世間のすみずみに届けることは難しいでしょう。ゆるく仲間が集まること自体はすばらしいのですが、なかなか「チーム」にはなり得ません。

広報役としての反射体

そのようなツイッターの性質を知っていた私は、オリジナル3が「クラスタ」ではなく「チーム」を作って活動しているのを見て、「ああ、いいなあ！」と思いました。

彼らは、情報を「書いて、置く」ことに長けた人たちに声をかけ、少しずつチームを大きくして、より幅広い情報を世にストックしようとがんばっていました。

「博物館の展示物」がどんどん増えていきます。

加えて、彼らは市民公開講座を開き、全国各地で直接市民に情報を語りかけていました。

「博物館の解説員（学芸員）」が、展示物に興味を持った人たちに丁寧に解説をする活動もやっていた、というわけです。

彼らは、私にも声をかけてきました。

「一緒に『SNS医療のカタチ』で活動してみないか？」

願ってもないことです。だからこそ、じっくり考えます。

ここにもし私が加わるとしたら、手伝えることとは、なんだろう。「チーム」をさらに強化できるポイントは、どこだろうか。

私も、「病理の話」のような展示物を増やす活動に加わればいいかな。でも、ほかにもまだやれることがあるかもしれない……。

考えた末に、私はこう結論します。

「博物館そのものを宣伝する広報役」をやろう。

すでにかなり高いレベルで医療情報を届ける試みを進めていた「SNS医療のカタチ」。彼らがこれまで積み上げてきた多くの「やさしい医療情報ストック」や、市民公開講座のようなナレーション的活動。私がこれらに付け加えたもの、それは、ツイッターを用いた「ハリボテ」でした。

彼らの活動の境界面を広げ、接続範囲を広げ、巨大な反射体となってより多くの人とやりとりをすることで、ストックされた情報やナラティブ（物語）をより多くの人に届けるのです。

できれば、これまで医療情報にさほど興味のなかった方々にも「ハリボテ」に目を留めてもらい、こちらに気づいてほしい。

元来、「受信型」であり「呼応型」である私が、ＳＮＳを用いて彼らに貢献できる一番いい方法はこれではないか。

私は彼らの活動を、裏方として……違うか、むしろ、最も表層にある「いびつな境界面」として、支えることにしたのです。

私のアカウントは、ダジャレや日々の取るに足らない会話に興味をもってくださったフォロワー、約12万人（２０２０年10月現在）と、ゆるくつながっています。これらは必ずしも「私が医師だからフォローした」とか、「私の医師としての発言に興味がある」という人ばかりではありません。元から医療情報に興味がある人たちばかりではない。

そういう私がリツイートなどを用いてオリジナル3の発信を「反射」すると、これまであまり医療情報に興味のなかったフォロワーに、「SNS医療のカタチ」の発信する情報が届きます。

先ほどの博物館のたとえで言うと、上野の動物園を見に来ている人に博物館のチラシを見せるようなものです。まだ博物館に来ていない人に興味をもってもらう役割。


ここまでを読んだあなたは、「フォロワーが多ければインフルエンサーとして働けるということでしょう?」と感じられたかもしれません。でも、私がやろうと思ったことは、「インフルエンサービジネス」とは微妙に異なります。

もっともシンプルなインフルエンサービジネスは、インフルエンサーの周りに集まったファン(クラスタ)に商品を届けるように設計されており、それで利益を出します。

でも私は、むしろ「医療クラスタの外」に情報を届けたかったのです。だって、医療情報とは公衆衛生であって、一部のクラスタとか、一部のファンにだけ届けばいいという情報ではありませんからね。インフルエンサーと違って、既存のファンやこれからファンになりそうな人だけを重視してはいけない。「元から医療情報に興味がある人」以外にも届ける必要がある。

私が「医クラの中心」とか「ヤンデルクラスタの芯」を気取ってしまうと、ツイッターのネットワークを十分に活用することはできません。ツイッターは、ノード（接続点）の向こうにもまたノードがある、多重連結の世界です。曼荼羅《まんだら》のようなネットワークです。そんな世界で私は「中継点のひとつ」になるべきだと思いました。医クラの境界面にいる自分をイメージし、医療に興味がある人とない人とを中継するような言動を心がけるのです。

私はツイッターを使い続けるうちに、「接続と切断をくり返す境界面の部分で、反射と拡散が起こる」ということを、体感していました。この感覚が合っていれば、「クラスタの外」に情報を広げていける方法があるはずだ、と考えました。カギは、リツイートをはじめとする「反射」の使い方、そして「同期」と「呼応」が生み出す空気感を理解しつつ、あまり過信しすぎないこと。そして網羅型・ストック型のブログ系メディアとの連携を丹念にやることです。

オリジナル3はすぐに私の考え方を理解しました。彼らは、博物館や図書館に情報を陳列する作業や、解説員としてのナレーション作業のほかに、「医療に興味のない人へも言葉が届くようなやり方」を模索しはじめました。

すると、大須賀覚先生をはじめとする国内外の医師たちや、朝日新聞ウィズニュースをはじめとするウェブメディアの方々、NHKをはじめとする大手メディアの関係者などが、かなり早い時期から、「なるほど、『SNS医療のカタチ』の『広報』とはそれを目指しているのか」と理解してくれるようになりました。

みんなが「チーム」として、同じ志を持ちながら、各人の持つ専門性に合わせて少しずつ異なるアプローチで「分業」を進めていったのです。

第 2 章

SNSのお話

おおまじめなツイッター論

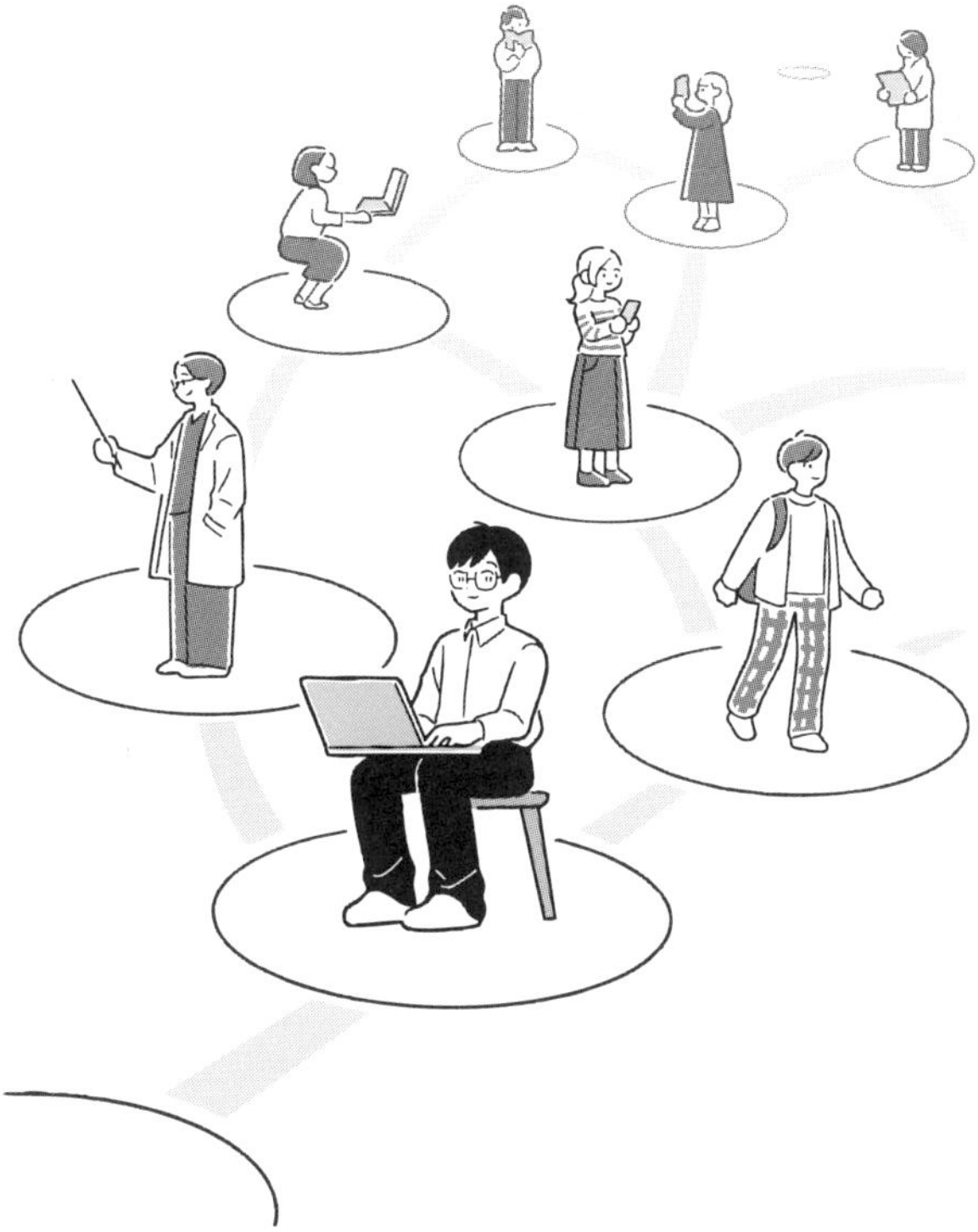

「分業」でチームが強くなる！

山本（外科医けいゆう）は、ブログをはじめとする情報媒体の解析がずば抜けてうまく、どのような届け方をするとどれくらい情報が拡散するのかについて非常に鋭い洞察を行う人です。彼はときに医療を舞台としたテレビドラマの解説をすることで、世間に「現代医療のイメージ」をゆがみなく伝えます。加えて、一般向けの書籍や研修医や若手医師向けの専門書籍を立て続けに上梓するなど、複数のレイヤーを渡り歩いての活動で存在感を発揮しています。SNSにおける言葉の選び方も一流で、およそ読み手を不快にさせることはなく、ツイートの拡散能力も爆発的に高いです。

大塚（おーつか）は、ヤフーやアエラドットなどのウェブメディアに掲載している記事の人気がとても高く、書籍も複数著しており、皮膚科一般の医療情報、さらには病院を受診する多くの患者が知っておくとよいことなど、「やさしい医療情報」

を語らせたら天下一品です。しかし彼の本当の能力はおそらく、「人の輪を広げること」にあります。彼が結んでいく人の縁は、「発信点」と「中継点」の双方として強力に機能します。ユーチューブを用いた7時間の生放送である「SNS医療のカタチTV」において、数多くのプロフェッショナルが助力をくださっていること、さらに「ほぼ日刊イトイ新聞」をはじめとする「やさしく、つよく、おもしろい」メディアが応援してくれていることは、間違いなく大塚の尽力のたまものです。

そして堀向（小児アレルギー科医ほむほむ）は、山本や大塚の活動と歩調を揃えながらも、SNS医療のカタチの要諦である「医療情報をきちんとストックすること」を追究する姿勢で頭一つ抜けています。オリジナル3の活動は多くの患者に注目されていますが、同業の医師たちからも厚い信頼を集めていることには、堀向のエビデンスに対する真摯さが大きく寄与していると思います。彼の、「患者向けの情報だけではなく、診察室の医師をも手助けしたい」という理念は、これまで医療情報を扱ってきた多くの人にとってある意味「盲点」とも言えるものでした。ともすれば「爆発的に広がること」ばかりを追い求めがちなＳＮＳの世界において、彼の行動方針には誰もが尊敬の眼差しを向けています。

今はあえて三者三様の書き方をしてみたのですが、実際には、ほむほむもネットがうまいし、けいゆうもおーつかも学術業績をきちんと出し続けています。つまり、彼らの強みはお互いにオーバーラップしています。でも、そこであえて分業するのがいいんです。それが「チーム」なのだと思います。

医療を「やさしく」広げていく

オリジナル3の活動は、目立ちます。いつしか、「医クラ外」にあるウェブメディア、大手マスメディア、さらには漫画家、小説家、編集者、各種の企業広報担当者、哲学者だとか詩人だとか、大河ドラマが好きな人だとか動物マニアだとか、アニメ評論家だとか寿司屋の大将だとかアイドルだとかバンドマンだとか、とにかく無数の人たちが、意図を汲み、ノードとして接続し、新たな情報のハブになってくださるようになりました。

ウェブイベント、ユーチューブライブの開催、ヤフー個人オーサー、ニューズピックスプロピッカーとしての情報発信、ＮＨＫ特番。

「医療マンガ大賞」との連携、ＬＩＮＥスタンプやオリジナルグッズ製作。

内輪に籠《こ》もらないように。輪が外に広がっていくように。

書籍の上梓、リアルイベントの模索、専門家向けの情報を出し続けること。

バズって終わらないように、患者からのオーダーメードな要求に、医師として応え続けられるように。

私たちは相談をくり返しながら、「広げる試み」と、「深める試み」の両方をバランスよく進めていこうと取り組んでいます。お互いの利点を活かし、足りない部分について多くの人々の助力を借りながら、チームを拡張させていくつもりです。

「医療情報に関する取り組み」を、私は、チーム医療の一環だと思っています。くり返しになりますが、これは「趣味や遊びでやること」ではありません。ただし、より正確に言うならば、「趣味や遊びでやっているかのように、楽しそうに取り組むこと」は大切です。それが、私たちの医療をよりやさしく広げていくためには、一番いい方法だと思うからです。

第3章

お仕事のお話

——病理医になるまでの多難な道のり

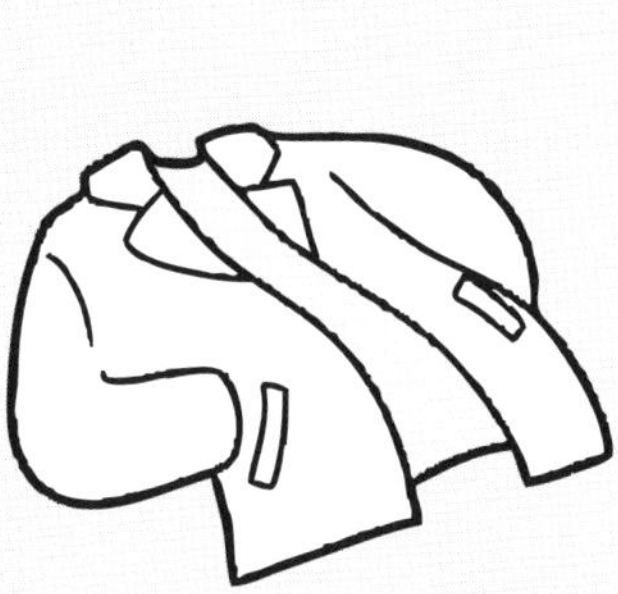

3-1 成績がいいから医学部に入りました、のあとに

来し方を振り返る

本書の第1章では、私の日常を医学生のBさんと一緒にご覧いただきながら、私が日頃どのように暮らしているのかをお話ししました。続く第2章では、私の代名詞の一つともなっているツイッターアカウント「病理医ヤンデル」の戦略を通じて、私が医療情報をどのように考え、扱っているのかをお目にかけました。

読者の皆さんは、私がこれまで、「衝突」や「偶然」、「受信」や「反射」などの言葉を多用していることに気づかれたかもしれません。いずれも接続と切断の境界面で起こっていることであり、これらを何度も反復する（くり返す）ことが、今の

私の行動原理なのだと思います。公私いずれにおいても、です。

しかし、当たり前のことですが、40代の私の働き方や暮らしぶり、そして物事の考え方を、10代の私や20代の私がそのまま目指していたわけではありません。

第1章や第2章だけをご覧いただくと、まるで私の心の中に、強固な信念が大黒柱のようにがっしりと鎮座しているような印象を与えるかもしれませんが……。決してそういうわけではないのです。さまざまな出来事や、多くの人々の考え方に触れて、心のあり方が変容をくり返した結果、今このような形をしているだけです。

来し方を振り返ってみると、無数の分岐点がありました。たどり着いた今のここが一番よい場所なのだろうかと、ｉｆを持ち出して比べることはナンセンスです。選ばなかった道のことはわからないからです。けれども、「なぜあそこであの方向に一歩を踏み出したのか」については、自分なりに思うところがあります。

「やりたいこと」より「できること」だった

医学部を出て医師になったと言うと、たまに尋ねられます。

「学校の成績がよかったから医学部に入ったの？」

この質問に私はよく、「その通りです」と答えています。「人の命を救いたいから医学部に進んだわけではない」と、付け加えることもあります。

すると、質問者は、意味ありげな表情をして微笑みます。「なんだ、ずいぶん正直だな」とばかりに。その顔は、おそらく、次のような意図を含んでいます。


――医師の仕事は命を救うことだから、普通はこの質問をしたら、「いえ、人を救うためです」と答えるものだろう。でも私は知っているぞ、医学部に進んだ人間の大半は、成績が医学部の合格基準に届いていたから入学しただけだってことを。お前は、私がそう疑っていることを察して、逃げられないと思って正直に答えたんだろう――。

だいぶいじわるな書き方をしてみました。でも実際、その通りなのです。

私は成績がよかったので医学部に入りました。自分でもそのことをよくわかっていました。高校から大学にかけての私は、「人の命を救いたいから医学部に入るなんていう人は、いったいどれだけいるんだろうな」と疑問にすら感じていました。

当時、一番よく考えていたことは、「人を救うのに成績は必要ないし、学歴も必要ない」ということでした。

世の中で生活するすべての人は、なんらかの商品を作ったり、売ったり、あるいは売るための加工をしたり、宣伝をしたりしますが、その商品を手にした人は多かれ少なかれ、必ず救われます。

すなわち、「どんな仕事をしても、人助けはできる」。

花を買えば人は救われる。本を読めば人は救われる。俳句を教えてもらって救われる人もいるし、歩くための道を作ればそれでまた誰かが救われる……。

逆に言えば、「人を助けるために医師になりたい」というお仕着せの言葉は、何も言っていないのと同じだと考えていました。「医師でなければだめだ」とか、「医師だけが救える命がある」なんてことはない。自分のできることをしっかりやればどのみち人助けになる。

医師である必要はない。

だったら、「医師をできる人」が医師になればいいだけの話。

振り返ってみると、当時の私は、「何をやりたいか」よりも、「何ができるのか」のほうを大事にしたかったのだと思います。「なぜ医学部に進んだのですか」という質問に対して、「自分がその仕事をしたいから」と言うのではなく、「自分ならそれができるから」という動機で説明していました。高校の時点で、自分が一番得意なのは、「学校の勉強」というツール。だったらそれを使って、一番入るのが困難な大学に入ればよい。「できること」をしていれば、きっと役に立てるだろう。そう信じていました。

ところが……。

医学部に合格したばかりのころ、私はぼんやりと、将来は医師として「医療を担う」存在になろうと考えていました。しかし、医療はそんな単純な仕組みでは成り立っていないのだということを、入学直後にいきなり思い知らされます。「早期臨床演習」という病院見学イベントで、ある看護師さんにこう言われたことがきっかけでした。

「看護師ってのは、『医師のお手伝いをする仕事』ではなくて、ケアという仕事のプロフェッショナルなんだよ」

医療についてほとんど知識がなく、せいぜい小説やドラマで垣間見る程度だった私は、この言葉にとてもおどろきました。非常に丁寧に、当時の気持ちを言語化するとこうなります。

「医療では、お医者さんが主役というわけではないのか……!」

……当たり前ですよね。でも私はおそらく心のどこかで、病院というのは医師が中心であり、ほかのスタッフはすべて医師の手伝いをしているのだろう、と思っていました。「医師こそが、医療の中核を担うものだ」と信じていたのです。

高校のときに「人を救うのに成績は必要ないし、学歴も必要ない」と思っていたにもかかわらず、同じ頭で、「医療で人を救うためには成績が必要だし、医師こそがその要である」と思い込んでいたわけです。とんだ思い上がりでした。

そんな私が、くだんの看護師さんの言葉にゴツンとぶつかり。

脳を揺さぶられ。

心の芯の部分が、メトロノームのように大きく動き出します。

無知な私はカチカチ左右に律動します。

そこから、思い込みが覆される日々が続くのです。

たどり着いた場所

医療現場で医師は一部の専門業務を担当する。逆に言えば、医師とはあくまで「いち専門職」に過ぎない。しかしその業務の中にはやたらと「強い国家資格」を必要とするものがある。おまけに異常に重い責任を背負っている。そのせいか一部の医師は先生と呼ばれてふんぞり返っている。でも、ふんぞり返っていない医師もいる。医師というのがそもそも、「医師免許を持っている」という共通点を除くとひどく多様で、とても一言では語りきれない……。

薬を出して患者が治るとき、それは誰のおかげなのか？　薬を選んだ医師だけではなく、薬を開発した研究者も、製造した製薬会社も、管理をする薬剤師も、実際にその薬を手に取って患者と会話する看護師も、みんながそれぞれ関わっている。

じゃあ、医師ってなんなんだ？　医学部って何をするところなんだ？

私は、「成績がいいから医学部に来ました」のあとに、「だから普通の医師になりました」でいいのだろうか、と疑問に思ってしまったのです。

普通の医師とは？

自分にできることとは？

たどり着いたのは、「医学部に入ったからといって、医師にならなくてもいいのではないか」という場所でした。「私は研究をできるかもしれない」と考えたのです。

医学の基礎研究というのは、目の前の患者を一人ひとり治したり、いたわったりするのとは異なり、この先病気にかかるかもしれない人たちのために道を整備するような仕事です。あるいは、病気や健康の元となっている人体の仕組みそのものを解明して、科学がカバーできる選択肢を増やすような仕事です。

研究者は、「普通の医師」とは違って直接患者を相手にしない仕事です。ですから、患者やその家族や世間から「ありがとう」の言葉が向けられることはありません。また、医師というと一般には高給取りのイメージですが、研究者をやっている限り、安定した給料を得られることもまずありません。

では、この仕事で、何が得られるか？

当時の私が研究職に期待していたものを言語化するならば、「自分ならできる」という実感だったのだと思います。このころの私の生きがいは、「やりたいこと」ではなく、とことん「できること」。突き詰めて言うならば、「ほかの誰にもできないけれど、自分であればできること」にありました。

こうして私は、基礎研究をするために、大学の病理学教室の門をくぐりました。卒業して医師免許を取っても医師にならずに研究をしようと決めたのです。まだ病院での臨床実習がはじまってもいない、大学5年生のときのことでした。

「人助け」をすることはやぶさかではない、しかし、人助けならどんな職業でもできる。

「具体的にやりたいこと」があるからという理由で医学部に来たわけではない。

かつて、自分の「できること」とは、成績を上げて医学部に入ることだったけれど、今や、医師になる必要すらないと知った。

とことん「できること」を探そう……。


あのころのことを今振り返って、思うことがあります。当時の私は、「夢」に向かって、ぶつかりながらもまっすぐ歩いていました。やりたいことこそなかったかもしれませんが、「自分にできることを極めたい」というのは立派な夢だったと思います。しかし、その道のりは、多難でした。なぜならこのあと私は、「できない」に直面することになるからです。

3-2

「できない」の壁

研究の道に突撃

基礎研究。

人体由来の細胞や、実験動物などを用いて、遺伝子がどうはたらき、タンパクがどのように関わり合っているかを調べ、解明されていない生命現象をあきらかにする仕事。

「その研究をしてなんの役に立つのですか？」という、ノーベル賞受賞者にぶつけられる無粋な質問がありますが、医学領域の基礎研究者も、これに答えるのには苦労します。多くの基礎研究は、一般的な医療の現場からあまりに遠く離れているからです。患者はもちろんですが、医師を含めた医療者の大半もまた、最新の研究で何が行われているのかを把握することは難しいでしょう。ロケットを飛ばすために必要な数学の知識を端から見て、「なぜこの数字の羅列が巡り巡ってロケットに関わるのか」がわからないように、基礎研究でやっていることがどのように繋がって「医療」に還元されているのかは、直感的に説明することがとても難しいです。間に挟まる知識が多すぎるのですよね。長く時間をかけて説明しても、「まあ、いずれ役に立つんだね」と苦笑されて終わってしまうことがほとんどです。

でも、私にとっては、そんな難解で説明が難しい「医学の端っこ」こそが、自分の生きる道だと思えました。

「やりたいこと」ではなく「できること」を追い求めるうち、私はいつしか、医学部にいる自分を「高難易度の問題を解き続けている状態である」と考えるようになっていました。私は難しい問題を解くことが得意なのだから、誰もが難しいと思う世界で何かを達成できれば、それが一番世の中の役に立つはずだろうと思ったのです。なぜ医学部に入ったのかという質問に対して「成績がよかったから」と答えた自分の心をそのまま延長させるように、私は大学院での研究の道に突撃しました。ところがそこで待っていたのは、「できない」の嵐だったのです。

打ちのめされた自分

細胞を用いて実験をしてもはっきりした結果が出ません。完全に失敗だとわかるならばそこであきらめて次の研究をすればいいのですが、思わせぶりな、白黒どちらともとれるような結果が出るので、数ヶ月は同じ実験を繰り返し、そして最終的には「やっぱり失敗だったのかな……」とあきらめなければいけない。とても論文にならない、準備段階のデータですら出揃わない状態が長く続き、時間ばかりが過ぎていきました。

「できるはず、できるはず」と言いながら、いつまでもできない日々。

「失敗は成功の母」だとか、「世で成功した人はみな挫折を味わっている」だとか、耳当たりのよいことを言って慰めてくれる人は多くいましたが、私は少しずつ、「自分はできるほうの人間ではなかったのではないか」と悩みはじめます。

大学院に入って2年が過ぎたある日、ようやく作った実験計画書を持って、国内のある大きなラボ（研究所）のボスに、この研究をさせてほしいと「国内留学」のお願いをしました。私がそれまで研究をしていた内容を、国内随一のラボでさらに磨けば、きっといいデータが出るだろう、というもくろみです。

しかし、ビッグ・ラボのボスは、分厚い書類をしばらく眺めて「これではちょっと難しいね」と言い、資料をテーブルにぱさりと置きました。私も、私の研究指導者も、思わず黙り込んでしまいました。そのまま留学は頓挫します。

次の研究を模索していたある日、私が使っていたものよりも切れ味のある機材を使い、私の「研究計画」よりも磨き抜かれた方法で、私が予想していたよりもはるかに高精度な実験結果が、まさに同じビッグ・ラボから「小さな論文」として発表されました。私が考えた研究は、「私よりもできる人」によって先に取りかかられており、（あとからわかったのですが）私が相談した日にはほとんどデータが出揃っていた状態だったのです。「これでは難しい」という一言には、そんな意味が込められていたのです。

私はそのアイディアにたどり着くのが遅すぎたと感じ、悔しい思いでいっぱいでした。しかし、問題は速さだけではありませんでした。発表された論文を細かく読むうちに、もし私がそのラボの研究者と「同じスタート地点からヨーイドン」とはじめたとしても、同じ切れ味で結果を出すことはできなかっただろう、ということを悟りました。研究の腕そのものが違いすぎたのです。拳が心臓に思い切り食い込んだかのような気持ちになりました。今思い出してもじわじわと古傷が痛みます。

おまけにその論文は、私が当初考えていたものよりも、格の低い雑誌に掲載されていました。私が「自分の人生を先に進めるために重要な研究」だと思っていたものは、思ったほどインパクトのある結果に結びついていなかったのです。

私がいろいろ考えて用意した計画を、世の大きなラボではとっくに通過しており、結果を手早く小さくまとめて、さっさと次に進んでいる。

私は何重にも打ちのめされました。

「自分であればできること」をやろうと思って進んだ道の果てに、「できない」の壁がありました。そこに跳ね返された私は少しずつ、「こんな私でもできること」を探すようになります。字面としては似ていますが、意味はまるで違います。「できること」以外に進路を考えるあてがなかった私にとって、次にできることを探すことは死活問題でした。加えて、これからどうやって食っていけばいいのかな、という不安がにわかに大きくなってきました。「食っていく」というのは、単に食費を稼ぐという意味だけではありません。「私はこれから何をできると言えばいいのか、どのような誇りを持って稼いでいけばよいのか」という、切実な問いだったのです。

私が通っていた大学院のラボは「病理学教室」でした。そこでは、基礎研究とは別に、「病理診断」という仕事がありました。普通の医師とはやや異なるかたちで医療に関わる仕事です。直接患者に会うことはなく、代わりに患者から採取してきた検体に対して、顕微鏡で細胞を見て、診断という名の分類を行うというもの。

正直に言って、私はこの仕事に特に大きな魅力を感じませんでした。地味だ、と思っていました。

元々医学生時代から、解剖の手伝いに入ったり、切り出しと呼ばれる臓器の処理を手伝ったり、医師のヨコで診断のまねごとをするなどの訓練は積んでいました。大学院に入ってからも、いちおう医師免許を使ってできる仕事だからな、とばかりに、研究の合間で顕微鏡を見る訓練は積んでいました。研究に挫折したあと急に病理診断をはじめたわけではなかったのです。

でも、私が病理診断をやっていたモチベーションはあくまで、「医師免許がなければできない仕事である」とか、「人よりも早く、医学生のうちから体験させてもらっている」という程度のものです。言ってみれば、研究者としての将来を夢見る傍ら、医師としての見栄や虚栄心に駆動されて、副業的にこなしていただけ。

そのころの私は、病理診断という仕事のことを、内心「私でなくてもできる仕事だ」と考えていました。「自分だけができることをやりたい」という願いからはだいぶ遠い場所にあるものでした。

病理医の道を歩みはじめる

29歳の誕生日を目前に控えた春、私は大学院を卒業します。博士論文はお情けで通してもらったかのような日本語論文。自分だけでいちから考えてたどり着いた研究成果は、何かを言い切る程の説得力を持たない最小限のデータで構成されていて、いかにも私の「できなさ」を象徴しているかのようでした。後にも先にも、あんなに小さな卒業論文で博士号を取ったのは、同門の中では私くらいでしょう。

当時、所属していたラボが、のっぴきならぬ理由で教授が2年間にわたり空位となってしまったこともあり、混乱と喧噪の中でひっそりと学位記を手にした私を気にする人はほとんどいませんでした。

18歳で高校を卒業してから、医学部6年、医学博士課程4年、計10年が経過していました。潮時だ、アカデミア（学問の世界）にはもういられない、と思いました。だいいち、研究を続けようにも、教授不在のラボには人事権が存在せず、ポストもありませんでした。

私は、「できること」を見失ったまま、声をかけられて市中病院の病理診断科に就職します。これまでも病理診断は片手間にやってきていましたから、まあ、働けるだろう。副業を本業に切り替えて、なんとか働いていこう。そう考えていました。

すると勤め先のボスが、こう言ったのです。

「今の君の実力だとうちで働くにはちょっと厳しいから、取り急ぎ半年だけ、病理医がいっぱいいる大きな病院で勉強してきなさい」

失意の私は反論もなくうなずきます。そうだよな、私は病理医としても、「できない」部類なのだから、新たに勉強し直さなければいけないのは当たり前だ……。

博士課程の卒業と就職を控えた2月に、急遽、半年間の国内研修を命じられ、卒業してすぐの4月から、東京は築地にある国立がんセンター中央病院（当時）にお邪魔することになりました。

慌てて赴任した研修先で、しかし私ははじめて、「ああ、この仕事をやりたい」という気持ちに「衝突」します。これまで、高校、大学、大学院と、「できるからやるんだ」で駆動していた自意識が、29歳になってようやく、「やりたいこと」に向かってハンドルを切ることになります。

国立がんセンター中央病院病理部には、約15人の常勤病理医がいました。これは一般的な病理診断科と比べると大変多いです。しかし、ここにはそれ以上のおどろきが待っていました。

病理医の数をはるかに上回る、45人程度のレジデント・チーフレジデント（後期研修医の一種）たちが、病理診断の勉強をするために病理診断科に通っていたのです。彼らはみな臨床医を目指していて、将来は病理医に「ならない」人たち。

私は、「多くの臨床医が病理に期待して集まってくる理由」を知らずに、短い研修生活をスタートさせました。そして、研修期間中、私は「誰にでもできる病理の仕事」に強いやりがいを感じるようになります。私はここで生成変化したのです。

3-3
「病理医が足りない！」

はじめて「現場の病理診断」に触れる

大学院時代、私にとって病理診断とは、「病理学教室で研究の合間に行うバイト」でした。医学生時代から病理診断のノウハウを学んでいたこともあり、一通りのことはできるようになっていましたが、それがかえって「学生でもできる簡単なこと」の証拠のようにも思えました。大学院の卒業を控え、病理医になることを決めても、「本当に医師免許が必要な仕事なのだろうか」と、これから自分が担当する仕事に不安を覚える日々でした。

だって……「顕微鏡で細胞を見て、結果を書くだけ」の仕事ですよ？

患者に直接会うこともなく、処置や手術などをするわけでもなく、顕微鏡で見える細胞の形を教科書と照らし合わせていればプロの病理医の診断と9割方変わらない報告書を書くこともできる、「簡単な」仕事。

でも、もうほかに道はありません。病理医にでもなるか、病理医になるしかないか、というデモシカモードで病理診断医としての道を歩みはじめた私は、就職した札幌の病院でボスにハッパをかけられ、国立がんセンター中央病院（当時）病理部で研修を開始します。

そして、全く予想していなかった光景に直面することになります。

ワンフロアに15人も病理医がいるのに、なお「病理医が足りない！」と声を上げ続ける臨床医たち。私が内心なめていた病理診断を求めて、顕微鏡に殺到し、病理医のタマゴを取り囲む彼らの「圧」の強さ。

ここで私ははじめて「現場の病理診断」に触れることになりました。

臨床医。

胃腸内科や肝臓内科、呼吸器内科、外科、血液内科、泌尿器科、産婦人科……。さまざまな専門性を持つ医師たちが、本来の業務を一時休んで、3ヶ月とか半年といったまとまった時間をわざわざ病理の勉強に割くために、レジデントと呼ばれる下っ端の立場で、病理部に押し寄せていました。

——ここでは、「普通の医師」が、こんなに病理の勉強をするのか！

私はおどろきました。

彼らは、自分たちが相手にする病気を細胞レベルで理解するためには、病理診断の勉強が必要なのだと、病理医のタマゴである私に力説するのです。病理は病理、臨床は臨床だろうと思っていた私にとって、両者をつなぎ合わせて仕事を深めたいという彼らの思いは新鮮で、かつ強烈でした。自分が今まで片手間でこなしていたはずの絵合わせ仕事が持つ意味を、臨床医がとうとうと語ってくれるのです。

病理は大事だ。

病理はすばらしいぞ。

病理診断はぼくらの要なのだ……。

無数のコミュニケーション

ふと、東京に向かう前日に、札幌のボスが私に告げた言葉を思い出しました。

「どうせ半年しかないからね、まとまった勉強なんてのはできないと思うよ。だから……いっぱいコネを作って帰ってきなさい。あそこには『人』がいっぱいいるからね」

これは、まさに金言でした。

最初は、なるほど築地には病理医がいっぱいいるらしい、病理の先輩に話を聞けという意味だな、と解釈していましたが、私はがんセンターで、病理医以上に多くの臨床医たちの思いを聞き、無数のコミュニケーションを行うことになりました。「たった半年」の研修期間は、診断学を深めるにはあまりに短い時間でしたが、臨床医との接続機会を増やすには十分でした。大量の「接続」を「反復」することで、私の病理診断に対する気持ちが、どんどん変化していきます。

臨床医。

自らが携わった患者の手術検体、あるいは生検検体（病気の一部をつまんでくる検査で得られた小さなカケラ）について、

・この病気を顕微鏡で見たらどう見えるのか？
・この細胞がなぜ、患者にあのような結果をもたらすのか？

といったことを、朝から晩まで考えています。飽きるほど見てきたはずの患者のＣＴ画像やＭＲＩ画像、内視鏡画像、超音波検査画像などをプリントアウトして手に持ち、病理検査室に通い詰め、手術で取ってきた臓器に目を近づけ、ナイフで切り込みを入れて脈管の構造を追いかけ、どこまでも「形の疑問」を追究していきます。

臨床医。

彼らの質問は、私がこれまで病理組織学の教科書を見て勉強してきたことだけでは、とても答えられないものばかりでした。「細胞がこういう形ならこのように病名を付けなさい」というような通り一遍の絵合わせクイズ形式では、「なぜ細胞がそのように見えるのか？」という質問には歯が立ちません。

そして現場の先輩病理医たちが、臨床医の複雑な質問に次々と答えていく姿に、心底感服しました。これが、ボスが見せたかった光景か。「医者を相手に病理診断をやる」というのは、こういうことか。

これが「臨床病理診断医」なのか……。

病理医たちはみんな大忙しです。普通、15人も病理医がいれば仕事はだいぶラクになりそうなものですが、がんセンターの病理医はみな、自分たちの診断業務に加えて、研究所での基礎研究にも携わっていました。そして何より、熱意のある生徒たちが、自分たちの3倍もいる。

臨床医たちは口々に言いました。

「病理医が足りない！」

市中病院に病理医が足りない。大学病院にも病理医が足りない。国立がんセンターですら、臨床医の疑問に付き合うための、病理医がまだまだ足りない。

そして彼らは、まだ大学院を出たばかりの5年目医師に過ぎない私に、専門医資格も持たずほとんど臨床経験のない私に、病理の相談を持ちかけてきたのです。

「市原先生は大学院のときに病理をやっていたんですって？　じゃあこの検体の相談に乗ってください！」

いやいやいや……私はそんな、誰かに病理を教えられるような人間ではないんです。まだ病理診断は「できない」んです。私も勉強しに来たんです。皆さんと同じで研修生なんです。

すると臨床医たちはかぶせるようにこう言います。

「でも、４年以上顕微鏡を見てたっていうなら、ぼくらの先輩ですよ。ぼくらがＣＴや内視鏡の画像の見方を説明しますから、市原先生は顕微鏡の細胞の見方を教えてください。一緒に臨床をやりましょう」

13年も前の話です。でも、忘れません。

臨床医。

彼らに囲まれて顕微鏡を覗いていると、病理診断という仕事が、優れた病理医が一人いれば用が足りる事務作業などではないことがだんだんわかってきます。病理医とは、さまざまな見方をする医療者たちの間に立って、交通整理をする存在であるということが、体で理解できるようになります。

たとえばこのようなことがありました。

臨床医「先生、ちょっとこれ見て、ぼくがこないだ見つけた胃がんなんだけど……これってどんな胃がん？」

私「これは、『高分化型管状腺癌』というタイプですね。細胞の核に異型があるし、構造もおかしい」

臨床医「そうか、わりとよく聞くやつだね。でも、内視鏡で見たときは、そう見えなかったんだよ。『低分化腺癌』だと思った。なぜぼくは見間違えたんだろう？」

私「えっ……なぜ見間違えたか……？　いや、それはもう内視鏡の診断方法の問題ではないのですか？　細胞の違いから説明できるものなのかなあ……」

臨床医「たとえば……この写真見てよ。病変が白っぽくて、表面の微細な構造がよく見えないでしょう。こういうときは『低分化』のことが多いんですよ。でも顕微鏡では『高分化』なんですよね。いつもと細胞が違うんですかね？」

私「えっ……あっ、今回の『高分化』は、いつものやつよりも、がんが作る構築が小さくて、密で、コンパクトにパックされていますね」

臨床医「なるほど、それだ！　がん細胞の作る構築が小さくまとまっているから、内視鏡で見ると、密なカタマリは構造がよくわからなくなってしまうんじゃないですかね」

私「そうなのか……ちょっと調べてみましょう、興味深いアイディアですよ、誰かほかに同じようなことを言っている人がいるかも」

臨床医「おお、先生が付き合ってくれるとありがたいなあ。話がどんどん進んで助かるよ。この調子でどんどん考えようぜ」

患者の体の中に、病気があります。その病気を、臨床医はさまざまな方法で見抜こうとします。患者の話を聞き、診察をし、血液を採り、ＣＴなどの画像を撮るなどして推し量っていきます。

一方、病理医は、細胞を顕微鏡で拡大して、ミクロの側から病気に迫ります。臨床医と病理医では、病気に対するアプローチが違います。では、どちらがより「真実に近づけるのか」？

正解は、「どちらも真実を違う角度から見ている」です。遠くに見える富士山を、静岡からスケッチするのと山梨からスケッチするのと、どちらがより真実に近いかという質問は不適切です。視点が違うだけですよね。見方が違うだけですよね。

二つの視点をただ並列させておくだけではもったいないです。同じ事象を違う角度から写真に撮って見比べれば、「本当はどういう立体構造をしているのか」を推測することができるでしょう。すなわち、一方向から見ていただけでは決して推測できなかった病気の姿に、立体的に迫ることができる。

見つけた「やりたいこと」

病理医が細胞を見るというのはつまり「医師と患者が病気を見る視点を増やすこと」だったのです。ここでは私が高校時代からずっと気にしていた、「私でなければできないこと」というのはあまり意味をなしません。「お前はそっちから見てくれ。俺はこっちから見る」という役割分担。分業。いくら視力がよくても、どれだけ目を見開いたとしても、一人でいる限り、複数の視点を持つことはできません。だからこそ臨床医は私に、「いてくれてありがとう」と言うのです。私がたとえ初学者であっても。

臨床……病理。おもしろいなあ！

私はついに、「私だけができること」を探す呪縛から解放され、「やりたいこと」を見つけました。それは、病理診断という「わりと誰でもできそうなこと」を触媒にして、臨床医と共に、患者の病気をさまざまな方向から解析する仕事でした。

札幌に帰ってきた私は、あらためてボスの元で病理診断のイロハを習い直します。顕微鏡の使い方、手術で取ってきた臓器を肉眼で診断するための技術、細胞の評価の仕方、病理診断書の書き方……。

ボスの手法には意味があり、統一された意義がありました。それは、「病理診断書を見た臨床医が、納得しやすいように」ということでした。私はうれしくなりました。私が長い遠回りの末に「やりたい」と思えた仕事を、はるか昔から「やってきた」人が、職場のボスとして、今、目の前にいるのですから。

3-4

一進一退の日々

突然の二刀流宣言

ついに自分のやりたいこと……「臨床医と同じ現場に立って、患者の病気を違う角度から見ること」を見つけた私でしたが、いざ修業をはじめてみると、あれもこれも、やらなければいけないことが次々に出てきます。

そもそも病理診断というのは、「細胞を顕微鏡で見て、その形を記述し、どんな種類の細胞が出現しているか、複数の細胞がどのように配列しているか、その結果どのような異常が起こっているか」を見極め、先人たちが調べ上げた「病理診断名」と照らし合わせることで完遂します。

ところが、これだけの行程を経ても得られるものはあくまで「病理診断」という一つの視点だけです。

富士山を山梨県側という一つの視座から撮影するにあたり、レンズは何を使うか、何時ごろにどれくらいの光源のもとでシャッターを切るか、撮影したデジタル画像をどう加工するかと考えることは大事です。でも、山梨でどれだけ丁寧に仕事をしても、「山梨側の視点を静岡側と照らし合わせる」ことにはなりませんよね。「静岡側」の写真を撮るのは臨床医です。彼らの写真と私たちの写真とを比べることで、はじめて見えてくる何かがあります。

二箇所から撮った写真を比べるとき、私が知っているのが山梨側（病理側）の情報だけだと、対話が止まってしまいます。静岡の事情をきちんと考慮しないと、コミュニケーションが成り立ちません。

そこで、私はこのように考えました。

「よし、静岡のことも学ぼう！」

私は2種類の修業をすることにしたのです。一つは「古典的な病理診断のお作法」。そしてもう一つは「臨床画像診断のお作法」。

ついこないだまで、基礎研究が頓挫してバキバキに折れていた心が、いつの間にか復活して、突然の二刀流宣言。お調子者です。でもそれだけ、「やりたい」という気持ちが強かったということです。

ただし……言うほど簡単なことではありません。

これまで私は、「山梨と静岡それぞれから富士山を撮影する」というたとえを使ってきましたけれど、本当は、病理診断と画像診断というのは、もっとはるかに別のモノなのです。

より忠実にたとえるならば、「山梨から富士山の写真を撮ることと、静岡から富士山を眺めて油絵を描くこと」くらい違う。視座だけでなく、使うものも哲学も違うのです。

両者の違いが少なければ、そもそも、専門領域を別に立てておく必要がありませ

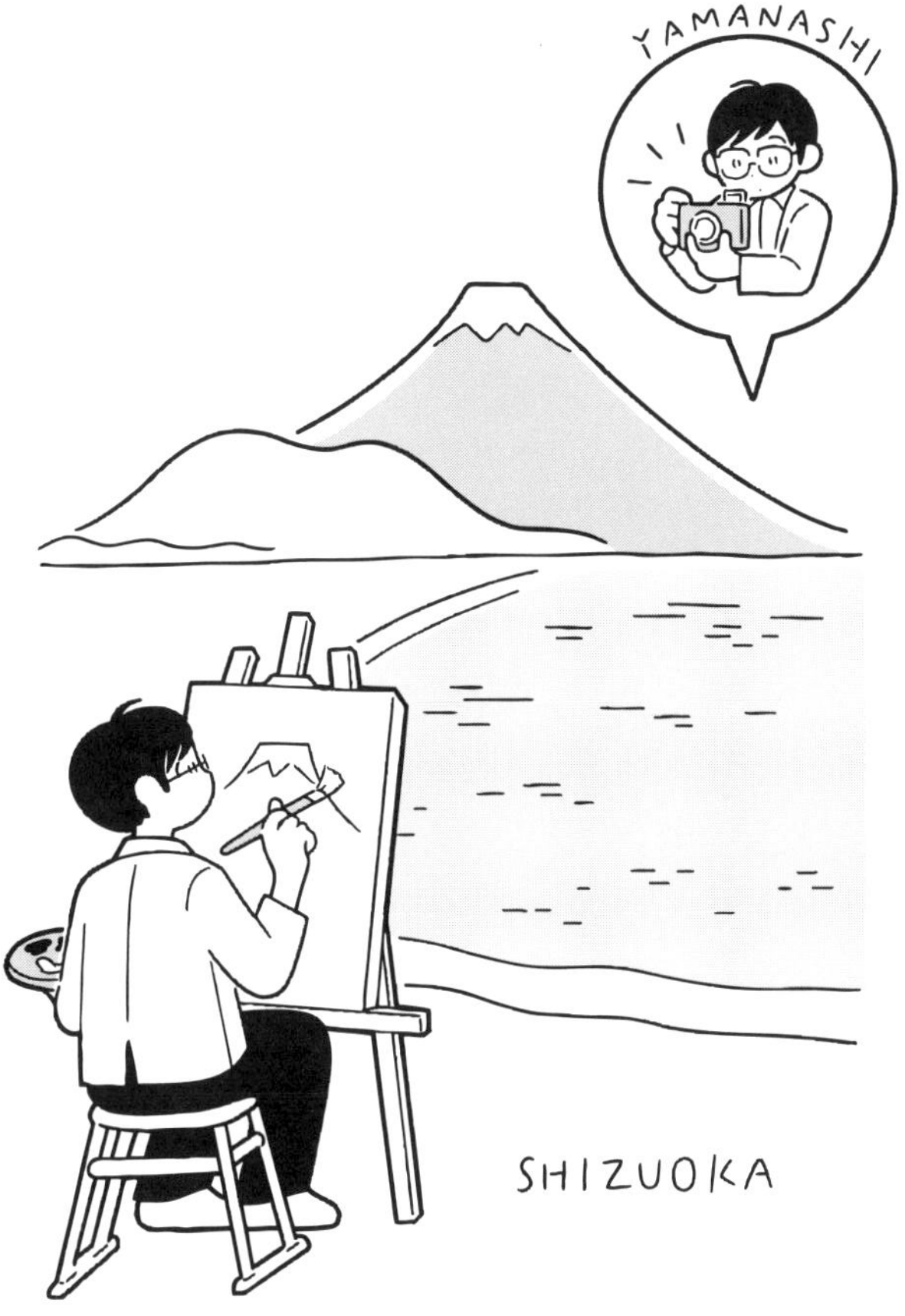
YAMANASHI
SHIZUOKA

ん。静岡の人間がときおり山梨に来て写真を撮れば済む話です。でも、医療の中には実際に「病理診断科」という独立部門があって、専門職が存在します。これはつまり、山梨からの視点を担当する仕事が、静岡とのかけもちでは難しいということを意味します。

逆もまた真なり。病理医が臨床診断のお作法を学ぶというのは、非常に骨が折れることなのです。

さまざまな知見を照らし合わせて

画像の勉強をはじめてみたものの、CTもMRIも、内視鏡も、超音波も、あらゆる臨床画像をまるで解読できません。臨床医がその都度用語の解説をしてくれますが、それがどういう意味を持つのかわからない。そもそも臨床医が自分のキャリアをかけて、「本職として」勉強してようやく修得した技術を、病理医が片手間に学ぶなんて、大変に決まっています。

ではどうするか。泥臭いですが、コミュニケーションによって乗り越えていくしかないのです。臨床の人たちが、日頃からどういうことを考えて、画像にどんな思いで臨んでいるのか、彼らに触れて肌で感じていくということ。

幸い、私の意図を察してくれた方々が、私の周りには数多くいらっしゃいました。胃のバリウム診断や肝臓の超音波診断などを手がける、放射線技師や臨床検査技師の皆さんです。国立がんセンター中央病院から帰ってきて半年もしないうちに、私は複数の「研究会」に出るようになり、技師と共に数多くの画像を見て、その意味するところを教えてもらいます。たとえば、以下のように……。

「バリウムで胃の病気を診断するというのは、胃の表面にネトネトしたバリウムを流して輪郭を浮き立たせ、病気の形状や厚さを判断するということです。わかりやすく言うと……そうですね……波の打ち寄せる岩場の海岸を思い浮かべてみてください。潮の満ち引きによって海岸線の形状が変わりますよね。あれをイメージするんです。

たとえば胃の表面にバリウムを多く流すと、胃の粘膜に生えている構造のうち、高さがあまりない部分は『水没』します。このとき、まだバリウムの水面に顔を出している部分があれば、胃壁から何かが高く・厚くせり出しているということになりますよね？

逆に、バリウムを少な目にすると、岸壁の多くの部分が露わになり、より広い領域の輪郭を見ることができます。ね、潮を満ち引きさせるんですよ」

この話を聞いて、私はおどろきました。臨床画像って、映っている写真を見て考えるだけじゃなくて、「写真の撮り方」にも工夫が要るのだと知ったのです。

バリウム検査は、ただ胃の表面にバリウムを塗りたくってレントゲンを撮ればそれでOKという検査ではありませんでした。放射線技師が意図を込めて、胃にさまざまな量のバリウムを付着させて、「狙った写真を作り出す」。胃のバリウム検診で、患者がしょっちゅう右や左にクルクルと回転させられる理由が腑に落ちます。ああして体を回すことで、胃の中のバリウムをくるくると回して、胃の壁にネトネトを付着させていたんですね。

私は、病理医として細胞を見て、それがががんの顔つきをしていればがんと診断する、それで仕事としては十分だと思っていました。しかし、バリウム検査を行う放射線技師は、もっとずっと深いことを知りたがっている。

「このがんは、なぜこんなに分厚くなるのか、なぜバリウムの海からこんなにも顔を出しているのか？」

「このがんは、なぜ厚みがさほどないのか？　こんなに厚みが少ないと、バリウムをいくら塗りたくっても周りとの差が出てこないではないか……」

がん細胞が作る「厚み」、「高低差」、さらには「内部の硬さ」など、さまざまな理由を、顕微鏡で逐一確認しないと、これらの質問には答えられません。「細胞が悪そうだからがんです」だけでは足りないのです。

私は、病理診断と関係のない学会や研究会に出て、臨床診断を行う人たちの作法や流儀、考え方、そして何より、彼らが何に疑問を持つのかということを、学びはじめました。

ひとことで「画像検査」と言っても、たとえば超音波検査は、バリウム検査とぜんぜん違います。一見するとどちらも同じ白黒画像なのですけれどね。画像ごとに現場のやり方はまるで異なりますし、画像理論も、哲学も違います。

私はあるとき、肝臓の超音波検査を担当している臨床検査技師に尋ねました。

「脂肪肝が、普通の肝臓よりも超音波の画面で白っぽく映るのはなぜですか？」

超音波で肝臓を見たときに、脂肪が沈着しているメタボな肝臓だと、「ブライト・リバー（明るい肝臓）」といって、普段の肝臓よりも白っぽく、キラキラして見えるということは知っていました。けれども、「画像がそうなっている理由がわからない」。いつも超音波に携わっている技師さんなら理由が答えられるのかな、と思って聞いてみたのです。

ところが私は逆に質問を返されてしまいました。

「いやあ、それはむしろ、ぼくらが病理の先生に聞いてみたいことですよ。脂肪肝って、病理ではどういう風に見えるんですか？　細胞の配列がどうなっていると、超音波で白っぽく映るんですか？」

ああ、こっちが聞きたいよ！

いろんな教科書を引っ張り出すのですが、「臨床画像がそのように映る理由」にはなかなかたどり着きません。あとでわかったことですが、超音波の画像を理解するには、超音波検査学と病理学を照らし合わせるだけでなく、「音響工学の知識」も必要だったのです。三者の対比が要る。音響工学と病理組織学の双方を画像と照らし合わせている人が当時はまだ多くありませんでした。となれば、自分で文献を調べて回らなければいけません。

結局、「肝臓の細胞内に沈着する脂肪滴のサイズ」と、「脂肪とそれ以外の物質がどのように混じり合うか」と、「それを顕微鏡で可視化して説明すること」を組み合わせて、「音響インピーダンスの違う物質が超音波のパルス波よりも短い範囲に詰め込まれているときに強い反射がくり返し起こる」ことまでたどり着くのに、2年以上を要しました。

今、何やら難しいことをつらつら書きました。専門用語が多かったですね。読者の皆さんも、今の数行は読み飛ばしていただいてけっこうです。

ついでに申し上げますと、今の数行を初見ですべて理解できる人は、医療業界にもほとんどいません。医師ならすべて理解しているとか、超音波検査技師なら理解できるということでもないのです。たとえるなら、山梨の言葉と、静岡の言葉、そしてついでに長野の言葉や岐阜の言葉といった、「複数の視点からの専門用語」が入り交じっています。

医療者は医学のことであれば何でも知っているわけではありません。得意と不得意があって分業しているため、自分の専門範囲を超えると、わからないことが一気に増えます。だから、誰かが腰を据えて「照らし合わせ」をやったほうがよい。

そういうことがだんだんわかってきた私は、このように決意します。

「山梨も、静岡も、神奈川も、なんなら東京も、長野も岐阜も愛知も、あちこち歩き回って、みんなの思いを聞きながら言葉を照らし合わせていこう」

「多言語同時通訳」のような作業をしようと思ったのです。これは本当に大変な仕事です。病院にある科の数だけ、あるいは画像診断手法の数だけ、言葉が存在しますからね。もっと言えば、翻訳する対象は「デキモノ」のできる病気のほぼすべてです。病理医は、人体に生じうるデキモノ全般を相手にしますから。

あらゆるデキモノに対し、複数の画像診断と病理診断を照らし合わせて解釈を試みるというのは、ミステリー小説と時代小説と恋愛小説をそれぞれ英語とロシア語とスペイン語とフランス語に翻訳して読み比べるような作業に似ているかもしれません。私はこれを「画像・病理対比」と呼び、ライフワークにしたのです。

今も、苦闘の日々

難しい難しいと汗をかきながら、対比を10年以上も続けていくと、さすがにいろいろと蓄積されるものがあります。新しい解釈も、少しずつ生まれてきます。しかし、それがすぐに「学術的な新発見」として認められるわけではありません。

世界各国の言語で「不思議の国のアリス」を読み比べたところで、アリスの新作を新たに創作したことにはなりませんよね。それと同じで、あるモノを違う角度から見て記述した内容を摺《す》り合わせることが、必ずしも学術的に新規性のある内容だとは認められないのです。現場の人間にとっては、非常に大きな興奮と感動をもたらすのですけれども。

先ほどの「脂肪肝はなぜ白く映るか」についても、私が解釈した内容と同じものが、あとになってさまざまな本に書いてあることがわかりました。やっぱり、新しい発見とは言えなかったのです。

ただし、それらの本は古かったり、一部でしか手に入らなかったり、日本語はおろか英語でも書かれていなかったり……。すでに発見されていることではあるのですが、ストックされた情報にたどり着くのが難しいことが多いです。「新規性はないが新しい考え方」というのは、きちんと整理されないままに埋もれてしまうことがあるのです。現に、私が脂肪肝について尋ねて回った技師さんたちも、それらの本のことは知らなかったわけで……。

照らし合わせ、翻訳、そして対比といった、複数分野の橋渡しをする仕事は、大きな仕事としてまとめられにくい（エビデンスとして参照しづらい）ため、後世の人があとで探そうと思うとかなりの手間がかかります。専門家と専門家の間に立って交通整理をする仕事の難しさ。ストックが豊富になればなるほど、検索が大変になるということ。なんだか、医療情報を扱う話と似ていますよね。

今の私は、「画像・病理対比」の知見をもっと多くの人と共有したいと思い、苦闘する日々を送っています。技師さんだけでなく、内視鏡医たちや放射線科医たちも次々と力を貸してくれるようになりました。彼らと協力しながら、ときおり論文を書き、医学書を執筆するなど奮闘しています。それでもこの世界、まだまだ、「病理医が足りない！」というのが、私の偽らざる本音です。

第4章

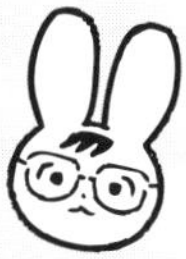

生老病死のお話

――この世界を、ストーリーを生きる

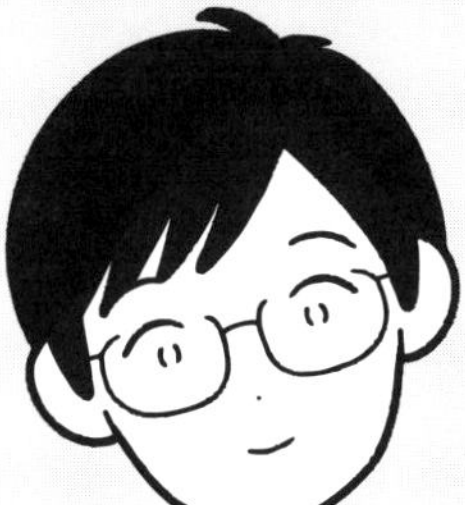

4-1

病理医から見た生老病死

生老病死という四連峰

「生老病死《しょうろうびょうし》」が、四苦八苦という言葉の「四苦」にあたるということを聞いたことがあります。元は仏教の言葉だそうですが、はじめてこの概念を聞いたときには、一瞬おどろき、あらためて納得したものです。「『生』も苦なのか？　……そうか、『生』も苦なのか」というように。

老・病・死が苦だというのはなんとなくわかりますけれども、「生きること自体も苦」と気づかされると、四つの漢字のすべてに一段深い思考ができる気がします。うまく設計された熟語だな、と感じます。

そんな生老病死について、近年の私は、公の場で語るチャンスをしばしば頂戴します。とは言っても、すべてを俯瞰してお話しするわけではありません。

生老病死は一面からの観測では全体が見えてこない、「複数の視点」から語られるべき話題だと思います。各人が異なる視座に立って、違う角度から見て、考えるもの。

私はおそらく、ほかのどんな職業の方よりも「病」にクローズアップしやすい場所におります。病理とは「病の理《ことわり》」と書くくらいですからね。したがって、生老病死のうち、「病」を眺める視点を担当するのがいいでしょう。

ここに、「生」「老」「病」「死」という四連峰があるとイメージしてください。私は「病」という山がよく見える、「医学展望台」というビューポイントに立っています。この展望台からは「生」「老」「死」の山も見えなくはないのですが、いささか遠くて見づらいです。

さらに言えば、もっとも見やすいはずの「病」という山も、ある一面の角度からしか眺めることはできず、山のすべてを見通すことはできません。

仮に俯瞰視点をもって、連峰すべてを上から眺めようと思っても、野山を歩いて路傍の花に目を留めるような接写の視点は得られません。

私の視点から語れることには限界があります。そのことを十分に自戒した上で、以下、「病理医から見た生老病死」を執筆します。

病気とは、相対的なもの

そもそも病気とはなんなのかを、じっくりまじめに考えてみます。すると、病気というのが思ったよりも定義しづらい概念であることに気づきます。

「病気とは、比較することでしか語れない」のです。

たとえば今の日本で、30代で心不全によって亡くなってしまった人がいたとすると、私たちはその原因について「病気だろう」と推測しますよね。医師であっても、一般の皆様であっても一緒だと思います。「30代で、心臓が原因で亡くなるのは自然なことではない」という観念が、私たちの中にしっかり根付いているからです。

では逆に、１２０歳を越えて心不全で亡くなった方がいたとしたらどうでしょうか？　一般の方々は、「心不全と書いてあるからには、病気なんだろう」とすなおに解釈されることが多いでしょう。しかし、医療者の多くは「老衰と言ってもいいだろうな」という声を心の内に抱えることになります。

30代だろうが１２０歳を越えていようが、心臓が原因で死亡したという事実そのものに変わりはありません。でも、30代の心不全は直感的に病気だろうと言いたくなる一方、１２０歳を越えていると「老衰でもよいのでは」と解釈したくなる。

なぜでしょうか？

どちらかの考え方が間違っているということでしょうか？

いいえ、そういうわけではないと思うのです。要は、病気というものが「比較」によって定義されるために、このような不一致が生じてくるのです。

私たちは、「平均的な人間の健康さ」を、知らず知らずのうちに脳にしみ込ませています。「普通の人はこのように生きている」という概念を「健康」と呼び、それと比較して、「普通ではない」と判断された状態を、「病気」や「老い」と呼ぶわけです。ところがこの「普通」というのが思った以上に曖昧で、人によっても異なりますし、社会のありようや時代によっても大きく左右されます。

「こぶとりじいさん」のモデルとなったとされる、耳下腺にこぶのできる病気があります。「じいさん」の話ですから高齢者がかかる病気かと思いたくなりますが、実は、喫煙習慣のある中年男性に比較的多く見られるWarthin腫瘍という病気が元ではないかと言われています。

ここで、邪推を一つ。もしかすると、こぶとりじいさんは今でいう「中年」だったのではないでしょうか。昔話の時代には、感染症によりたくさんの人々が亡くなり、平均寿命は30代前半でしたから、40代半ばを越えれば「翁《おきな》」(=じいさん)と呼ばれる資格は十分だったように思われます。

「病」や「老」は相対的な概念なのです。

「いや、病気とは相対的なものではない。検査だってあるし、科学的に検討できるものであるはずだ」と反論される方もいらっしゃるかもしれません。しかし、私は、病気が絶対性を有する概念だとはどうしても思えないのです。

先ほどの「心不全で亡くなった二人」に対して、病理解剖を行ったとします。30代の心臓と120歳の心臓を病理学的な見地から調べれば、そこで何が起こっていたのかを語ることができます。

ただし、30代の心筋と120歳の心筋に「同じ病理学的変化」を見つけても、その解釈は異なります。120歳の心筋に生じた変性は「加齢性変化」と判断されますが、30代の心筋に同じような変性が起こっていたら、「通常、この年齢では起こらないはずの変化だ」という理由で、病的であると診断します。

サイエンスというのはそもそも「基準との比較」によって成り立ちます。絶対の定義なんてものは簡単には決められません。

人も医学も生成変化する

私はかつて、『どこからが病気なの？』（ちくまプリマー新書）という本を書きました。この本では、「病気」と「平気」の区別をするにはどうしたらいいのか、そもそも病気とはなんなのかを語るために、新書まるまる1冊分を割いて考えています。「病気とは何か」を考えるのはそれくらい骨の折れる作業です。

この本のまんなか付近で私は、「病気とは、こないだまでの自分がうまく保てなくなること」という定義を提示しました。病気とは「過去の自分」や、「現在に到るまでどのように暮らしてきたか」の比較によって決まってくるものであり、さらに言えば、「この先どのように暮らし続けていくか」という見込みと併せて対処を考えるべきものです。

「病」というのは相対的な概念であり、何かと照らし合わせることで浮かび上がってきます。でも、絶対的な定義ができなくとも、対処することは可能です。なぜなら、病に対抗するための医学もまた、照らし合わせの作法によって成り立っているからです。

エビデンスという言葉が一般にも知られるようになって久しいですね。この言葉は直訳すると「証拠」です。しかし本来の科学のニュアンスを組み入れると、「積み上げてきた証拠」と意訳することができます。医学が頼りにしている証拠は、繰り返し、積み重ねられてきたものです。そして、エビデンスを元に行う医療とは、目の前にある「病」を過去に積み重ねられた膨大なデータと「照らし合わせて」考える姿勢にほかなりません。

データは未来永劫積み重なっていきます。そのため、疾病の定義も、その対処法も、年代ごとに微調整され続けていきます。あたかも、私という人間が、過去の無数の衝突によって生成変化し続けてきたのと同じように、医学も新たなデータと出会うたび、生成変化し続けていきます。

ときに、「エビデンスなんて所詮は他人に起こったことの寄せ集めだろう」という反発を目にすることがあります。「医師の言うことで自分の生き様を変えるつもりはない」というような意味のことをおっしゃる方々と、すれ違ってしまうこともあります。

でも、私にとっては、「医学という視点を無視して自分の人生観一本にすがること」はとても脆《もろ》いと感じます。複数の視点を照らし合わせたほうが、より確実でしょう。生老病死という四連峰を一つのやり方ですべて見ることは可能でしょうか？　それは本当に山々を見渡していることになるのでしょうか？

異なる視座と、死という「見えざる山」

これまで、さまざまなイベントなどで、病気を持ちながら活動されている方や、密教のお坊様、文芸に秀でた方々などとお話させていただきました。それらの方々は、私とまるで違う視座に立ち、異なる切り口から生老病死の風景を語られました。

彼らのビューポイントが私の展望台と違っていても、見聞きした風景は互いに比べることが可能です。たとえば哲学、宗教学、文化人類学などを介して語られた言葉が、医学を通じて物事を見ている私の言葉と、表面的には違う単語を使いながらも、どうやら同じものを眺めているようだ、と感じられることは非常に多く経験されます。

「私たちは、さまざまな経験とぶつかるたびに少しずつ向きを変えながら移動していくベクトルである」という言葉を、一見医学とは関係がなさそうな哲学・文化人類学の方々から聞いたことがあります。この言葉は、複雑系における細胞の分子生物学的な振る舞いとも絶妙にマッチします。違う視点で違う山を見ていたつもりが、どこか共通している。大きな法則のようなものが自然と浮かび上がってくる。他者との対話では、彼我の違いがかえってお互いの理解を深めることがあります。「ああ、同じ連峰を違う角度から見ているだけなんだな」と、ワクワクします。

ところで。

生老病死のうち「死」の山は、ほかの三つの山よりも奥深いところにあるようで、どの角度からも見通すことは困難です。ほかのあらゆるビューポイントにいる方々が皆一様に、「死のことはわからない」とおっしゃいます。

私たちは、手前の三つの山々を各々の立ち位置から眺め、ときにはトレイルランニングのように山野の中を直接走り回ります。路傍の花に足を止めることもあるでしょう。広角レンズと接写レンズを使い分け、「生」「老」「病」に関わるあれこれを互いに持ち寄って比べながら、ときおり「山際《やまぎわ》の向こう」に思いを馳《は》せます。そうすることでしか、「死」という見えざる山のことは語れないのかもしれないな、と思います。

第 4 章

生老病死のお話

この世界を、ストーリーを生きる

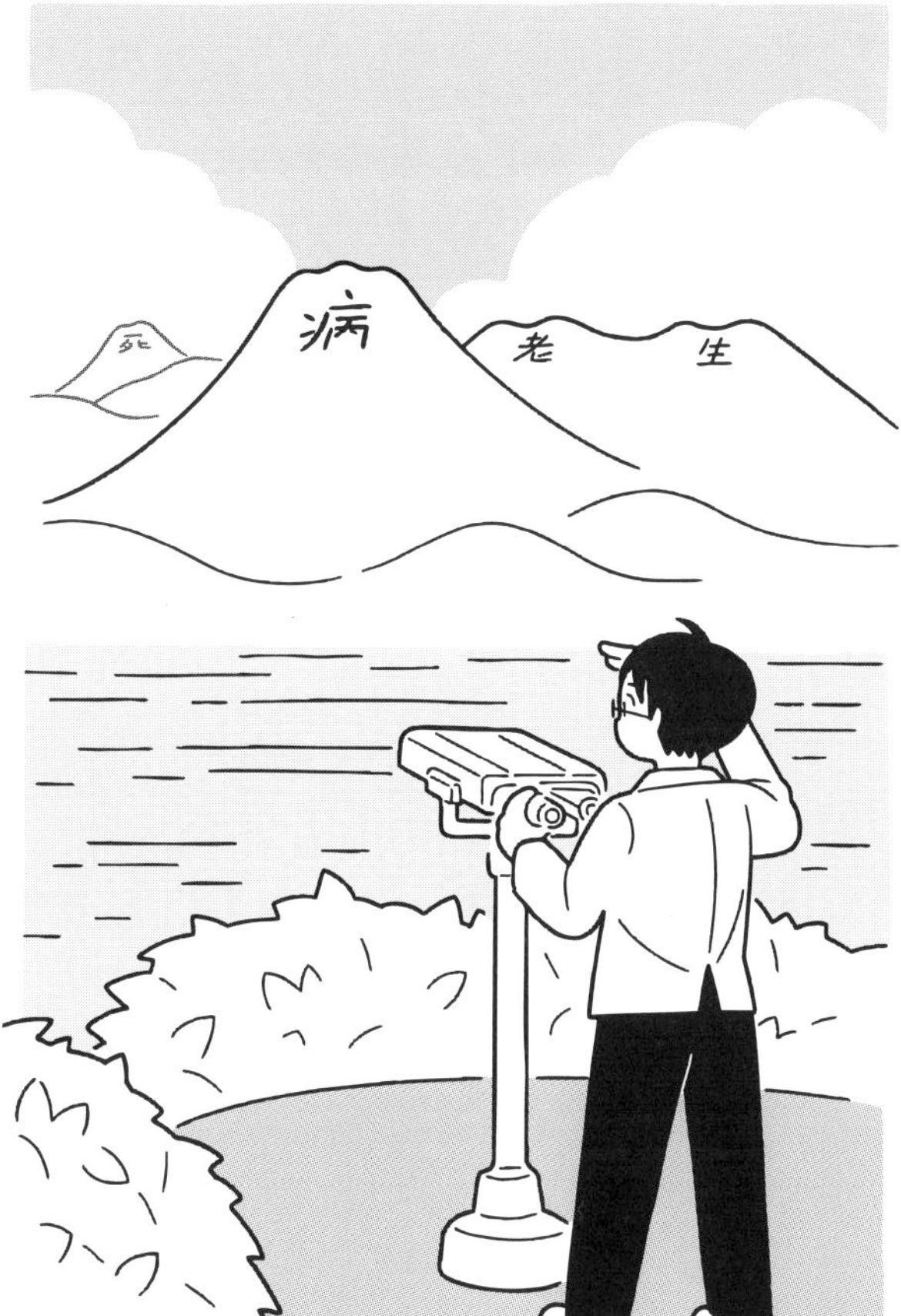

4-2

新型コロナウイルス感染症禍の世界において

「分業」して「病」という山を見る

生老病死という四苦の連峰。このうち、「病」という山を見るのは病理医の得意とするところですが、決して専売特許というわけではありません。私が立つ「医学展望台」以外にも、「病」を一望できるビューポイントはいっぱいあります。

たとえば、病によって失う金銭や労力のことを見渡すのに向いた展望台がありま
す。

ほかにも、病によって家族や知人との関係、あるいは職場などの人間関係がどう変化するかを見るための視座もあります。

忘れてはならないのは、「病の症状によって患者本人はどのような気分になるの

か」という心理的な部分です。医師は医学生時代に「『病気』ではなく『患者』をみなさい」と教わるものですが、患者自身が痛みをどう感じているかについては、病を科学的に解き明かすのとは別の視点で考えなければいけませんよね。

これほど多彩な視座があると、医師だけではカバーしきれません。やはり分業が重要です。看護師や介護士、臨床心理士などと一緒に、異なる角度から「病」を見て、答えを照らし合わせるのがよいとされます。

そして、もう一つ。大事なビューポイントがあります。

患者が「病」を「生」というストーリーの中でどのように位置づけるか、という観点です。一般に、「死生観」と呼ばれるものです。

これは医療でカバーするものではなくて個人の信条、ポリシーみたいなものではないか、と思われる方もいらっしゃるでしょう。しかし、欧米の一部の国では「スピリチュアル・ケアワーカー」と言って、この視点を担当する専門職が、実際に病院に勤務しているそうです（※日本で一般的に用いられているスピリチュアルという言葉とはニュアンスが異なるので注意してください。英語のスピリチュアルには、「心霊」とか、「超能力」のような意味は含まれません。スピリチュアル・ケアワーカーは、イスラム教、キリスト教、ヒンズー教、仏教など幅広い宗教を理解し、患者の宗教観や死生観を汲み取って、病を人生の中でどうとらえるかを一緒に考える仕事だそうです)。

現代日本の医療においては、「死生観」をカバーする職種が存在しないことが、しばしば問題になります。患者が各々の生において、病や死をどう解釈するかについて、医療の専門家たちはなかなか介入しきれません。「病」の山と「生」の山を重ね合わせて見るような視点。これを医療現場に導入することは可能なのでしょうか。

昔の日本では、仏教がこれを担っていたのだと思われます。しかし、近年はいわゆる「無宗教」を自認する方が増えてきて、ここを担当する人が不在になりつつあります。

「死生観」は信仰の有無にかかわらず個々人ごとに存在します。病が自分にとってどのような存在なのか、病とどう向き合うべきかを、自らが置かれた環境や生い立ちなどを振り返りながら考えること。これを医療者が助けてくれないとなると、私たちは個人で孤独に死生観と向き合うしかないのでしょうか？

いいえ、どうやらそういうわけでもないのです。

たとえば、芸能人や有名人が自らの闘病生活を語ることがあります。私たちはその話を通じて、他者の生き方や老い方に思いを馳せ、

「難病を克服するのに、どれだけ苦労したことだろうか？」

「若くしてがんにかかったら、自分だったらどうするだろうか？」

「病に斃《たお》れてしまった人の無念さは、いかばかりだったろうか……？」

と、他者の経験を自らに照射して追体験します。

今のはあくまで一例に過ぎませんが、死生観を考えるような内省的思考も、よくよく振り返ってみると、たいていの場合、自分一人だけで行っているわけではないということに気づきます。私たちは「生」や「病」を見るとき、他者と手分けし、ときには他者を自分に投影することで、考えを深めます。ここでも「照らし合わせ」

が行われています。私たちはもともと、死生観をはじめとした自らの心の奥にあるものを、誰かの力を借りて照らそうとしているわけですね。
ところが……。

感染症によって変化したもの

2020年、世界が新型コロナウイルス感染症という災厄に見舞われたことで、どうやら状況が少し変わったように思います。「病のことをみんなで考えて照らし合わせる」とか、「病の山の向こうに生や老や死を思う」といったこれまでのやり方が、通用しづらくなったのです。

新型コロナウイルスに関する情報が、日々世を席巻しており、私たちはどんどん「ウイルス」や「感染症学」に詳しくなるのですけれど、「病」の科学的な情報には詳しくなる一方、それを自分の「生」においてどう位置づけたらいいのかが、いまいち見えてきません。

これはなぜでしょう。

新しい感染症によって、「病」の山が変化したから、でしょうか？

いえ、私は、変化したのはむしろ「生」の山のほうではないか、と考えています。


新型コロナウイルス感染症禍は、感染症にかかっている人（病の人）だけではなく、かかっていない人の生活こそを大きく変化させました。このことを、もう少し詳しく考えてみたいと思います。


ソーシャルディスタンシングという言葉に象徴される、「他者との距離が開いた」という出来事は、かつての人類の歴史ではそう頻繁には見られなかった現象です。

もちろん、これまでも未曾有の感染症禍において、「隔離」という施策が実行されたことはありました。しかし、過去にはあくまで有症状者、すなわち「あきらかな病人」が隔離されるケースがほとんどでした。

しかし、今回の新型感染症禍においては、感染していない人たちも、感染者が少ない地域であっても、とにかく全員がお互い距離を取らなければいけません。これは一言で申し上げるならば「全人類隔離」です。こんなことは、歴史上おそらく一度もなかったことです。

過去に、ペストやスペイン風邪のような激烈な感染症が世界を襲ったときは、今ほど医学が発展しておらず、原因となる病原体がわかっていませんでしたし、国民にも情報が行き渡っていなかったので、「全人類隔離」は行われていません。……だからひどいことになったとも言えますが。

つまり新型コロナウイルス感染症禍というのは、「病」の人を苦しめるだけではなく、生きている人すべてに隔離による苦しみを与えています。となると、どれだけ分業を進めて「病」だけを見ていたところで、この災害の全貌はうまく見えてきません。

まして、死生観をはじめとする心の奥底を、誰かと共に照らし合わせようと思っても、その誰かとの間に壁があるのです。だから、「生」がうまく見えてこない。

テレビが「新型コロナウイルス関連のニュースです」と告げるとき、私たちはそれを、どことなく「病の情報」としてとらえがちです。でも実際に起こっていることは、私たち一人ひとりの「生」が大きく動かされている。感染症禍は「生」そのものに介入している。「生」を照らし合わせる視座を奪う。

これまでの社会でしばしば行われてきた隔離は、それが妥当かどうかにかかわらず、病を世間にとっての異物と考えて、それを排除することで社会を守ろうという動きにあたります。共存共栄の観点からは決してほめられたものではないのですが、私たちは心のどこかで、「病」というのは目の中に入ったゴミのような邪魔モノであり、それがないことで平穏が訪れると考えています。

もちろん、「異なるものは排除せよ」というのが暴論だということも、私たちはよく知っています。成熟した社会は、「病を持っていても人だ」という方向にゆっくりと知性を発育させてきました。かつてのような無慈悲な隔離は次第に行われなくなり、病を持ったまま過ごす人々にも寛容な社会を目指そうという声が少しずつ上がってきていました。「異物め、邪魔者め」と線を引くのではなくて、「違うけれど、それも含めて人だ」と面でとらえる感覚です。

ところが、新型コロナウイルス感染症が蔓延している今、私たちはまるで「健康であっても、お互いが異物」のような気持ちになってしまいました。健康なうちはどこか他人事だった、「隔離された人々」の気持ちを、全員が味わっている。今回の感染症禍の本質的な厳しさはそこにあると思うのです。

ソーシャルディスタンシングの世界で

新型コロナウイルス感染症の対策が、今までと様相の異なるものになっている理由をいくつか指摘しておきます。

- 新型コロナウイルスは症状を発する前から感染性を持つ
  （だから全員がかかっている前提で距離を取らなければいけない）
- 感染していない証明をすることはどのような検査を用いても難しい

（安心できないから距離を取らざるを得ない）
・感染するとある程度の確率で死亡者が出る
（放っておけないから距離を取らざるを得ない）
・距離を取ればいいことがあるとわかっている
（距離を取ることは無駄ではない）

ほかにもいろいろあるのですがこれくらいにしておきます。私がくり返し強調しておきたいのは、新型コロナウイルス感染症禍によって、「病」の山だけでなく「生」の山が大きく生成変化したのだということです。具合が悪くなった人たちはもちろん、まだ具合が悪くなっていない人も、いっせいに生き方を変えなければいけない。

医療や健康に関する興味というものは、平時、自分がピンピンしているときにはなかなか湧いてこないものです。これまでの私たちは、「生」の山を見るとき、向こう側にちらちらと見える「病」や「死」のことはあまり考えないようにしていたと思います。かく言う私がそうです。楽しく暮らすにはどうしたらいいかと考えているときに、あと数十年もしたら死ぬんだな、なんてことをいちいち思うことは、辛気くさくて、なんだかいやですよね。

ところが、新しい生活様式の名のもとに、「生」の山が大きく変化した。すると私たちは、まるで「病」を見るかのように「生」を見ることになります。

以下、具体的に例を挙げてみます。

まず、すべての人にとって、働き方がだいぶ変わりましたよね。金銭や労力についてきちんと考えなおさないといけませんね。

家族や知人との関係、あるいは職場などの人間関係も、変化しましたよね。

まだ「病」にかかっていない人も、「苦しい気分」になります。

そしてもう一つ、大事なビューポイントとして、「感染症禍を人生のストーリーの中でどのように位置づけるか」……。

お気づきになりましたか？

これらは、本項（４－２）の最初に私が「病」を多面的に見るビューポイントとして挙げたものとほぼ同じです。これが、まるで「病」を見るかのように「生」を見るということです。

となると……「病」を見るときと同じ結論にたどり着きます。私たちは、分業しないといけません。他者と照らし合わせながら、他者を通じて「生」を見る。

でも、今はそれができないんですよ。ソーシャルディスタンシングのために。

新型コロナウイルス感染症禍では、「病」を見るように「生」を見なければいけないのですが、「互いの距離が離れているから分業することが難しい」のです。これが２０２０年を境に起こった状況の変化だと私は考えています。

そんな中で、私たちは何ができるか。いったいどうすればよいのか。

たとえば、互いにつながる機会が減ったのであれば、これまでとは異なる接点を増やしてみるという方法はいかがでしょう。

そして、私の視座から見えるもの（私であれば病理学）を、「生」を見る手がかりとして世の中に輸出する。代わりに、他者の視座から見えるものをこれまで以上に輸入する。

「私であれば病理学」の部分を入れ替えれば、多くの人が取れる手段ではないか、と思います。


私が、SNSで多数の人と接点を持ち、受信や反射をくり返していること。

自分の専門性と他者の専門性とを混じり合わせようとしていること。

このように執筆の機会をいただいて、「書籍という接点」で皆さんとつながろうと試みること。

これらも、あるいは、ちっぽけな私が世界との接点を増やし、複数の視座を確保して照らし合わせ、生老病死を見据えていきたいという心の現れなのではないかと、自己分析をしているのです。

その3
いま、「生」を保つために

人体のメカニズムの精巧さ

本項のタイトルは、ちょっとかっこつけてみましたが、要は「健康維持法」のことです（笑）。本書の紙幅も残り少なくなって参りました。ここからは、体や心を穏やかに保つためのより具体的な考え方を、私自身の経験からお話ししようと思います。

人間の体というのは、とにかく、無数のパーツからできあがっています。とんでもない数の物質が、数え切れないくらいのメカニズムで互いに影響し合い、組み合わさって相乗効果を発揮した結果、一つのかたちにまとまっているのです。

たとえば、指には指の骨があり、背中には背骨が通っていて、足には足の、頭には頭の骨があります。これらはもちろん全部形状が違うのですが、よく考えるとすごいことですよね。元は受精卵1個から分裂してできあがった体の中に、なぜこれほどまでに多彩な骨ができあがるのか。不思議です。

骨だけじゃないですよね、筋肉も、血管も、神経もある。心臓、肺、肝臓、腎臓、とにかくさまざまな臓器があり、極めつけは脳という高性能なコンピュータ。これらはいずれも、顕微鏡を使わなければ可視化できない細胞たちが組み合わさってできており、高度に調節されています。

おまけにホルモンやサイトカイン（細胞同士が情報をやりとりするために分泌する物質）など、体液に溶け込んでいる物質も関与しています。腸内や皮膚の上などに多数の常在菌たちが共生していることも忘れてはいけません。

まったく、人体を作り上げるメカニズムの豊富さと精巧さたるや、呆然とするばかりです。

ここで突然ですが、あなたの元にアヤシイ人がやってきて、このようなことを言ったとしましょう。

「もしもしそこの方……私は今『小指の先っぽの骨』を持っておる。もちろんおぬしの手にも骨はあるが、私の持っているこの骨のほうが、性能がよいし、硬くて強い。１００年経っても劣化しない。おまけにすらっと長いぞ、普通の指の２倍以上の長さになる、便利じゃろう！　どうじゃ、小指の骨をこれに入れ替えてみんか？　ものすごく便利になるぞ！　値段は６５０万円じゃ」

これを聞いて、さっそく小指の骨を入れ替えてくれ、という奇特な人がどれだけいらっしゃるでしょうか。たぶんいませんよね。

「小指の骨だけを強化する」ことに意味がなさそうだというのは、直感的におわかりでしょう。アヤシイ人は「小指がすらっと長くなる」などと言いましたが、ほかの指をそのままにして小指だけを長くしても、傘やフライパンを持つのに不便ですし、頭を洗うのにも苦労するでしょう。

手の機能は、5本の指の相互関係によって成り立っています。小指の骨という一つのパーツを入れ替えても全体のバランスが崩れてしまえば意味がありません。ほかの指の骨や筋肉、あるいは血管、神経などのことをいっさい考えずに、小指の骨だけ長く硬くすることは、害悪ですらあります。

運動は、一番めんどうな健康法

さすがに「小指商法」にダマされる人はいないと思います。

でも、どうも世の中の一部の人々は、「納豆を食べていれば血液がサラサラになる」とか、「ビタミンCを多くとっていればがんにならない」とか、「キノコ由来の成分を摂取していれば寿命が延びる」みたいな、「たった一つの冴《さ》えたやり方」が大好きなようです。私はこれらの考え方はいずれも「小指商法」と似ていると思います。

「何か一つを入れ替えても体のためにはならない」という考え方は、とても重要です。私たちの体は、とても多くのパーツからできあがり、大量のメカニズムが合わさって駆動しています。「部分的な強化」はできません。数千ピースのレゴブロックでできあがったお城に、パーツを2、3個足したところで、お城の形を変えることができないのと一緒です。

「人体を構成する多くのモノに、いっぺんにアプローチすること」でしか、体をよい方向にメンテナンスすることはできないのです。

多くのモノにいっぺんにアプローチ……？　そんな都合のいい方法があるのでしょうか。

体内で連動しているあらゆる物質やメカニズムを、いっぺんに動かしながら整えていく方法なんて……。

それが、あるのです。

「運動」。

「睡眠」。

そして、「自分の気持ちをよく保ってくれる趣味」。

急に陳腐な回答になった、とお思いですか？　また運動かあ、とか、趣味で健康になれるならとっくになっているよ、と、否定的な感想を持たれた方はいらっしゃいますか？

もしそのように思われた方がいらっしゃったとしたら……その方は失礼ながら、勘違いをしておられます。たとえば、適度な運動を続けることは、決して陳腐ではありません。運動こそ、世にあふれる健康維持法の中でも一番めんどうで、ほとんどの人が十全に達成できない難題です。

「できないからこそ、多くの医師が口を酸《す》っぱくして指摘する」のです。「もしできたら、すごくいい」んですけれど、多くの人にとってはハードルが高いのです。

つい先日も、健康診断で医師が行った「運動」や「食事」に関する健康指導の大半を、患者は無視しているか、適切に行えていないか、もしくは一時的に守ってもすぐに破ってしまうのではないか、という論説が話題になりました。まあ、気持ちは大変よくわかります。

これは人に聞いた話ですが、アヤシイ健康食品を作って大もうけしている某悪徳企業に、とあるスローガンがあったというのです。それは、「歩くより簡単なら売れる」なのだとか。手間が少なければ少ないほど健康グッズは売れるという意味だそうです。人間が何かを「めんどうだなあ」と思う気持ちを、悪い商売人たちは理解しているのですね。消費者に、「歩くよりも錠剤一つ飲むほうがラクだ」と思わせれば勝ち。なんとも人を食った話です。しかし、笑いごとではありません。

ほかならぬ私も……毎日、「納豆だけを食べて健康になれるなら、運動よりずっとラクなのになあ」と思っています。「ビタミンCのサプリだけ飲んで睡眠不足が補えればどんなにいいだろうか」と正直思います。神様的なものが目の前に現れて、今からこの奇跡の水を飲みなさい、そうすればほかの健康維持法を一切行わずとも一生健康に過ごせるぞ、と言うならば、迷わずその水を飲むでしょう。ただし神様が信頼できそうな出で立ちだったら、ですが。

でも残念ながら、「たった一つの冴えたやり方」で自分を都合よくメンテナンスすることはできないのです。なぜならば、人体は物理学的にも化学的にも、無数の要素から構成されている「複雑系」だからです。複雑系のパラメータを少数いじっても、全体をコントロールすることは理論的に不可能。

（より正確に言うならば、一部分をいじって全体が変化することはありえるのですが、それは基本的に制御できません）

このことを身にしみてわかっている私は、決して「サプリ一つ」に自分の健康を任せようとは思いません。運動と睡眠と趣味の三つについては、適当でもなんでもいいので、とにかくできる限りで続けていこうと思いますし、実際にこれらをきちんとカバーできているときの自分の体調は最高にいいです。

医療は「併せ技」です

人体の複数のパーツをセットで駆動させることは、人体の恒常性（ホメオスタシス）を保つ上で一番効果的です。中でも運動は、筋肉や骨、神経だけでなく、それらを統括する脳にも影響を与えますし、全身の血流、ホルモンやサイトカインなどのはたらき、細胞一つひとつの代謝までまとめて動かしてくれます。何かの食材ひとつを食べるのとは比べものにならないほど、大きな変化を体に与えてくれます。

運動は、必ずしも「全身運動」でなくても大丈夫です。「歩くだけ」でぜんぜん違います。手なんか振らなくてもいいですし（振ってもいいですけれど）、加重をかけなくてもいいのです。「体のあちこちが、軽い刺激によって連携している状態」を作り出せればそれでOK。カギは体の各所が連携し続けることにあり、負荷の大きさではないです。

このようなことを、医師である私が言うと、反論を受けることがあります。
「お前ら医者は、病院で、たった一つの抗生剤や、たった一つの抗がん剤を患者に投与するではないか。あれは、『たった一つの冴えたやり方』ではないのか？　お前の言うことが本当なら、あらゆる薬も、ビタミンCやキノコのように、効かないんじゃないのか？」

この指摘は根本のところが間違っています。そもそも、病院で処方する薬というのは、「たった一つの薬として」使うものではありません。病気を治す上で重要なのは、医療行為そのものよりも、体が備えている「免疫」のほうです。医療者は、人体が備えている免疫の豊富なメカニズムと機能をわかった上で、各種の薬を「人体の一部を手助けする援軍」として投入します。つまり、「たった一つの抗生剤でどうこうしよう」なんて考え方は、複雑系を扱う西洋医学とはマッチしないのです。

医師は、抗生剤や抗がん剤を処方しながら、同時に看護師や栄養士、臨床検査技師や放射線技師、理学療法士などさまざまな職種の方々と連携して、次から次へと手を打ちます。医療は分業によって成り立っている総合技術です。患者からすると、「薬一つ」が一番わかりやすく目に見えるために、つい「この医師はこの薬一つで私を治す気なんだな」と思ってしまいがちですが、実際には医師は患者の免疫状態を評価し、患者自身のパワーがどれくらい病気を打ち倒しそうかをあらかじめ計算した上で、薬に「手分けして病気の一部を叩いてもらう」のです。

医療は併せ技。

その複雑さが身にしみているからこそ、「複数の医療者の目を通っていないアヤシイモノ一つに体を預けるなんてありえない」という気持ちになるのです。

4-4 ヤンデル先生の幸福論

考えたことのないテーマに戸惑う

ここまで、編集者Aさんからいただいたお題に沿って、自分の心にだいぶ深く潜りながらじっくりと執筆を続けて参りました。

おかげで、今までぼんやりと考えてはいたものの言語化するまでには到っていなかったイメージの数々を、具体的な文章のかたちに著すことができたように思います。本当にありがたいことです。

さて、そろそろ紙幅も尽きようとしているところですが……。Aさんから、このような連絡が来ました。

「いろいろなお話を書いてくださってありがとうございました。最後に、ヤンデル先生なりの『幸福論』をご執筆いただけますか?」

おしまいに強敵が待ち受けていました。そうか、幸福論か。

書いたことがないテーマです。

まともに向き合って考えたこともなかったかもしれません。何をもって幸せとするか、何が自分の喜びなのか。文章化しようにも、イメージが茫漠《ぼうばく》としており、どこから取り組んでよいのか戸惑います。

トークのうまい芸能人が、自分の人生論や幸福論を語るときに、印象的な人との出会いや思い出などを例に挙げて、「つまり人生とはこういうものだと思うのですよね」などと語るのを目にします。でも私にはそのやり方がいまいちしっくりきません。

パソコンに向き合って白い画面を見ながら、記憶のあちこちを探してみるのですけれど、一つ、二つと頭に浮かぶ最近の幸せなエピソードが、「論」として語れるほどに象徴的だとは思えません。

また、どこぞのＣＥＯがオフィスに額装しているような「座右の銘」みたいなものも、まるで思い浮かびません。

幸福論の中心を射貫くようなキラーフレーズが出てこない。

ここまで順調に書き進めてきたのですが、キータッチする手が止まりました。しばらく考えているうちに、悩んでいる私を上空から俯瞰するもう一人の私が、おもしろそうに話しかけてきます。

「……なぜ私はこんなにも、『幸福論』を語るのに苦労しているのだろうね？」

なんだか、「自分が書けないでいること」自体が興味深く感じられてきました。

たぶん理由があるでしょう。

話をちょっとずらします。

本書の中で私は、さまざまなお題について語る際に、同じような言葉を「くり返し」使ってきました。

分業、手分け、受信、同期と呼応、反射。
境界、接続と切断、くり返し（たった今使ったばかりです笑）。
偶然、衝突、生成変化。
複数の山、視座の違い、対比、照らし合わせ。

これらは、私の仕事にもプライベートにも顔を出します。病を診る上でも、人生を観る上でも用いられます。

執筆当初は、これらの重複する表現を言い換えてみようかと思ったこともありました。「文章を書く際には、あまり同じような単語を何度も用いるべきではない」という国語の法則に従うつもりだったのです。でも、途中から思い直して、言い換えるのをやめました。

なぜ、重複をそのままにしたのか？

それは、今の私が物事を説明し、読者の皆さんに私のことをわかってもらうために用いている「道具立て」を、きちんとお見せしたかったからです。

私は、自分が感じている形のないナニモノカを、言語化されていない状態から少しずつ具体的なイメージに結び、さらには文章に組み上げるべく、ここまで奮闘してきました。その際に幾度となく活用した「道具」の数々を、皆さんにくり返しお目にかけて、「なんだよ……やたら出てくるなあ」と気にかけていただき、覚えてもらい、できれば親しみを持っていただきたかったのです。

世の中の多くの人は、自分がそうと気づかないままに、自分の見たものを「自分なりの道具立て」で解釈しようとなさいます。それが宗教・信仰である人もいれば、科学である人もいます。

こうやって分けると、宗教と科学が対立概念のように見えてしまいますけれど、本当は現代に生きる人々はもう少し複雑で、「自分の心のよりどころとしてある種の信仰をもちながら、目に見える現象の解釈には使える限り科学的視点を用いる」というハイブリッド型の人のほうが多いように思います。

そして、私が本書の執筆において用いた道具の数々は、ある種の哲学、そして科学に裏打ちされたものであり、医師としての生活の中で少しずつ育まれてきたものです。

一部はありふれており、一部はあまり目にする言葉ではなかったかもしれませんが、いかがでしたでしょうか。

祖母と見た桜と、自分の生きる「ストーリー」

思いつくままに書き続けます。

私の勤める病院の庭には、桜の木があります。春になってその桜を見るとき、私は祖母の車椅子を押しながら二人で桜を見た日のことを思い出します。そして「祖母は天国から私を見ているだろうか」という気持ちになります。毎年、必ずそうなります。

これはもう理屈ではないです。「天国が実在するかどうか」という議論とも関係ありません。私はこのストーリーの中に生きているとしか言いようがないのです。勤め先の桜を眺め、天国的な場所から私を思う祖母のことを考えながら、同時にデスクで大腸がんの遺伝子変異メカニズムについて解説を書き下ろしているときの私が使っている「道具立て」は、もはや、信仰か科学かと選べるようなものではありません。

私はこのストーリーの中に生きていること、「自分なりに世界を解釈するための物語」に、納得しています。

そして。

この物語に納得しているときの私こそが、「幸福」の中にいるのかもしれないと、たった今、突然思いました。

亡くなった祖母のことを思い出すことは、喜びや楽しさだけではなく、心の痛みのようなものを伴いますから、それ自体が「幸福の象徴である」とは思いません。

第４章

生老病死のお話

この世界を、ストーリーを生きる

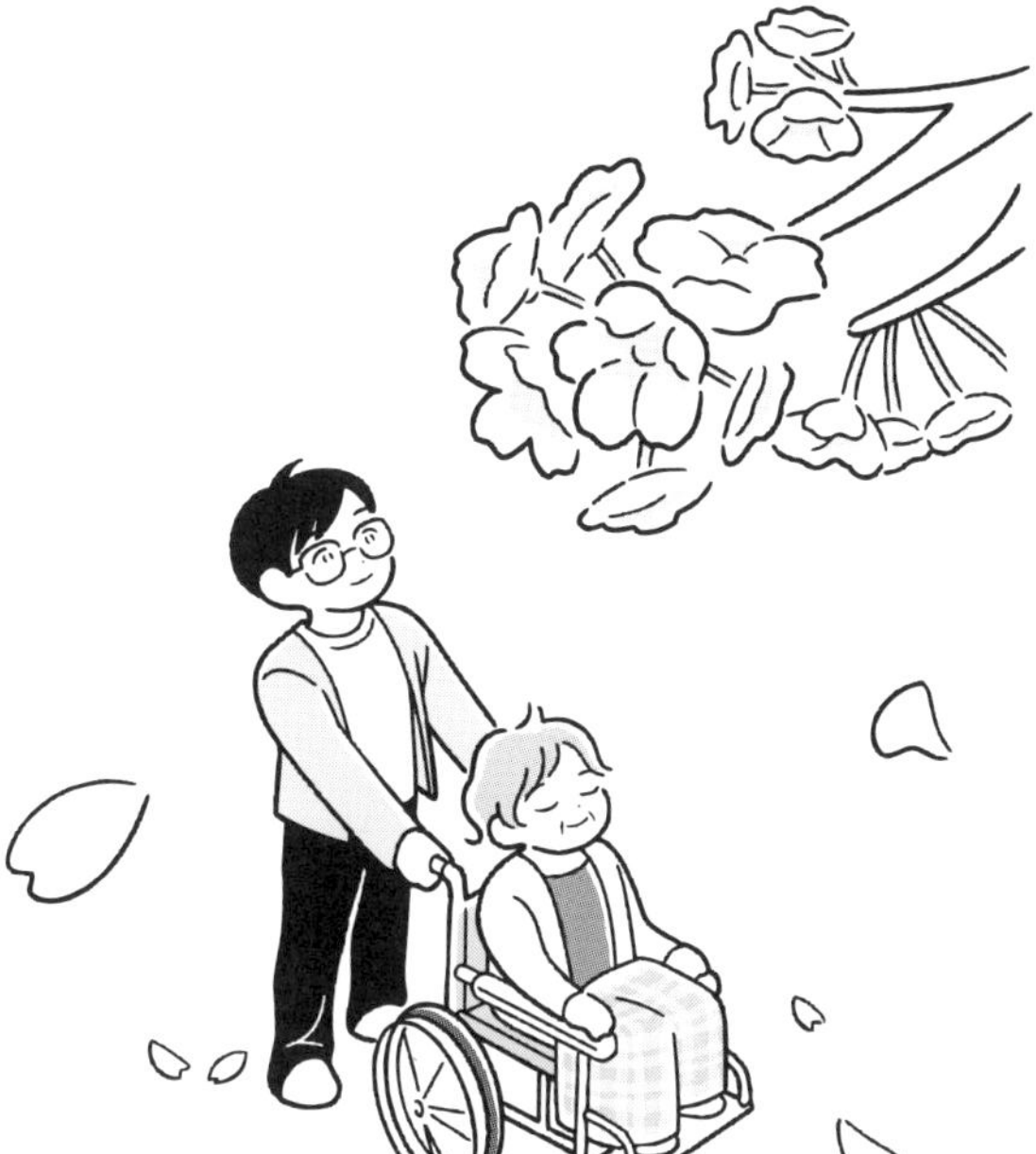

エピソードそのものではなくて、「天国の祖母」のことと、「最先端の病理学」のことを、矛盾なく自分の生きるストーリーに乗せて眺めていることができているありようが幸福なのかも、と感じたのです。

科学だ非科学だという分け隔てを超越して、自分のストーリーに納得していること。

だんだんわかってきました。私にとっての「幸福」は、目の前にある現象が内心のストーリーとぴったりハマっているときに訪れるものなのかもしれません。人の数だけ幸福があるというのも、人それぞれに世界を解釈するストーリーが異なるから、ではないでしょうか。

となると、個別のエピソードをただ思い出すだけでは「幸福論」は書けませんし、座右の銘のような短いフレーズで幸福を語ることも難しい。なるほど、だから書きづらかったのか。

幸せそうな健康オタクの友人

さらに思いつくまま書きます。

高校の同級生に健康オタクがいました。彼は昔も今も変わらず元気でおもしろい男ですが、ときおり突飛な言動で私をおどろかせます。

今から書くのは25年ほど前の話です。彼は私に鼻息荒く告げました。

「アメリカで流行《はや》っている最新の健康法を知っているか？　高タンパク、メガビタ、スカベンジャー！　この三つがアメリカのセレブの間で話題なんだ。俺はこの波に乗る」

高校時代の私は、彼の言う言葉の意味がわかりませんでした。ただ、彼の発する「高タンパク、メガビタ、スカベンジャー」という言葉のリズムがなんだか覚えやすかったので、強烈に印象に残ってしまったのです。それこそ、今でも覚えているくらいに。

振り返ってみると、「高タンパク」というのは今につながるローカーボダイエット、すなわち糖質制限の原型だったと思われます。糖質過剰気味の平均的なアメリカ人が高血圧や脂質異常症、糖尿病、肥満に悩まされる中、「食事の大半をタンパク質にすれば太らないし、健康になる」という理論で世間をおどろかせ、一世を風《ふう》靡《び》しました。しかし、今よりはるかに過剰な糖質制限だったため、健康被害が続出。さらには腎臓病の人がタンパク質ばかりを摂取すると害になることも問題となり、その後あまり聞かなくなってしまいました。

「メガビタ」は、メガ（大量に）ビタミンをとれば健康になるという、アメリカのFDA（アメリカ食品医薬品局）がなぜか規制をしなかったサプリメント療法の最たるものです。生鮮食品の品質に地域ごとのムラがあることや、野菜の農薬に対する過剰な忌避反応も手伝って、今でもアメリカでは多数のサプリメントが売られています。しかし、20年経ってわかったことですが、サプリメントを使って栄養をとっても、あまり健康には影響しないということが言われています。日本でもサプリメントは引き続き売られていますけれど、昔ほどのブームにはつながっていないようですね。

「スカベンジャー」に到っては、健康戦略としての概念自体がほとんど消えてしまいました。スカベンジャーというのは「お掃除物質」を意味する言葉で、おそらく抗酸化作用を持つ成分全般、あるいはポリフェノールとかビタミンCなどを指した言葉かと思うのですけれども、令和になってからはテレビも健康本のたぐいも一切この言葉を使いませんし、もはや正体をたどることも難しいです。あれはいったいなんだったんでしょうかね？

というわけで、当時友人が傾倒していたアメリカ発の健康セットは、科学的に振り返れば見事なまでに空虚で、医学界からはほぼ完全に否定されています。では彼は、アヤシイ健康情報にひっかかって、その後不幸になったのか、というと……。

彼は、アヤシイ健康情報がツッコまれるたびに自説をうまく修正しながら、ときの医学を自分なりに勉強し、その都度「幸せそうな顔」をして私に話しかけてきました。

「おう、今はあれだな、切り傷とかは消毒薬を使わないほうがいいらしいな。最新の医学論文を読んだよ」

「常在菌は殺しすぎないほうがいいんだって？」

「空間除菌がどうとかいうあの首から提げるやつ、あれはアヤシイな」

楽しそうに情報を追いかける彼は、おそらく「幸福」なのです。彼は世界にさまざまに「衝突」しながら、自分が信じられそうなストーリーを少しずつ「生成変化」させ、そして（ここが肝心なのですが）医学展望台から見た我々のストーリーを軽んじることなく「照らし合わせ」、世界と自分との境界で起こる「反射」を楽しんでいます。

幸い、道中、体を壊すことなく。

「分業」と「照らし合わせ」の先に

私は医師（というストーリーを生きる人間）として、アヤシイ健康情報に引っかかる人々を減らしたいという思いがあります。不当に高い値段で、効きもしない商品を売りつけられたり、標準治療を用いればもっと効果的に病と戦えたはずの人がニセモノの医療にダマされたりしているのを見ると、心が痛みますし、怒りの気持ちが湧いてきます。

ですから、医学的な見地から多くの人に適切な医療情報をお伝えすることは、ライフワークとしてやり続けるでしょう。

それはそれとして。

私は同時に、「何かが自分のストーリーに合致して、そこで幸福を感じている人」に話しかける際には、「それが確かにその人にとって幸福であること」をわかった上で声をかけなければいけないと思うのです。仮にその人が、医学的見地からはあきらかにアヤシイことをしていたとしても、です。

たとえば、今日この瞬間に、くだんの友人が、

「おう、知ってるか？　新型コロナウイルスにはハーブが効くらしいぞ」

などと楽しそうに話しかけてきたとします（仮に、です。今の彼はそういうのにはダマされない気がします）。

その彼に、

「バカだな、そんなわけないだろう、もっと医学を勉強しろ。ダマされるな」

と指摘するのは、やり方がへたくそだと思います。もっと相手の視座を理解しないと、いくら強い叱責をしたところで、彼の心には届かないでしょう。

アヤシイ健康情報を手にする人たちは、生老病死の連峰を、私とはちょっと違っ

た視座から眺めています。私と違うルートで山の中腹をトレイルランニングしているのです。そして、足もとの花に気づいてそっと摘んで、きれいだなと思ってこちらに見せてくださったもの、それが「ハーブって体によさそう」というストーリーなのですね。

そのストーリーをまるまる否定して、「お前バカだな、医学展望台に来いよ」と視座を勝手に移動させてしまうようなことには、どうも、「幸福がない」ような気がします。

もちろんそこで、「お前のそのハーブいいな、西洋医学はクソだしそろそろ私も頼ってみるかな」と、他人のストーリーに忖度《そんたく》して自分をねじ曲げるのはおかしなことです。ただ、人がそれぞれのストーリーを生きていることを、ほかならぬ私は、「分業」や「視座の違い」や「照らし合わせ」をもって、これまでと同じように確かめることができるはずです。

ならば、人それぞれの解釈、人それぞれの幸福の先にある、「誰が見てもこちらのほうがきれいだね」という連峰の本質みたいなものを、もう少し上手に追究したほうがよいのではないか……。

書ききってみて思います。私はとことん、「分業」が好きなようですね。第1章からここまで、ずっと手分けして、照らし合わせるようなことばかり書いている。先ほど「短いフレーズで幸福を語ることは難しい」と書いたばかりですが、あるいは、「分業」の先に私の考える幸福があるのかもしれません。

その幸福はきっと、一面から見ただけではよくわからなくて、だからこそ、分業して照らし合わせて語り合うことで、ようやく見えてくるものだったりするのではないでしょうか。

おわりに

ここまで読んでいただき、本当にありがとうございました。あとがきに代えて、「はじめに」に書いたことの続きを少しだけお話しさせていただきます。

編集者Aさんから執筆用の「仮目次」をいただいて、「楽勝だな」と思った私は、少し執筆を進めてから、

「『今あるものだけで』この本を書いてはいけない気がする」

という気持ちにたどり着き、書きかけていた原稿をいったん消去しました。

手癖で書くのではなく、読者に少しでも変わってもらうために、まずは自分が執筆を通して変わっていく覚悟を決めよう……。

ここまでが「はじめに」で書いたことです。

ほどなくして、「変わりながら書く」ためには具体的な作戦が必要だということに思い至りました。なぜなら、執筆者が変化していくのはよいとしても、最初と最後で言っていることが違ってしまったら、読者が混乱してしまうかもしれないからです。

執筆を通じて、見えていなかったものに気づく、ということはこれまでもよく経験してきました。第1章で日常風景を書くときと、第4章で生老病死の話を書くときでは、自分の物の見方が違うこともあり得ます。ところがその場合、「なぜ第1章とは異なる考え方にたどり着いたのか」を記しておかないと、読者は置いてきぼりになるでしょう。

変わりながら書こうとするならば、自分がどう変わったかに無自覚であってはいけません。知らないうちに変わっていた、では書けない。

そこで私は、最初に、自分の中にある「ここはおそらく変わらないままあり続けるだろう」という要素をきちんと見据えることにしました。それが第4章(4―4)で登場した「道具立て」です。本書で何度も登場したこれらのフレーズこそ、私を規定している核（コア）であり、自分が何かに衝突するたびにこれらの基準に立ち返って物事を見直し、どのような変化が起こったかを探りながら、執筆を進めました。正直に言いますと、これはとてもしんどくて、かつ楽しい試みでした。

執筆中、粗い原稿に対して細やかにリアクションをくださり、私自身のコアと変化を見直す過程を支えてくださった編集者のAさん……秋篠貴子さんに、心より御礼申し上げます。そして、イラストレーターのよしだみさこさん、デザインを担当されたｋｒｒａｎの西垂水敦さん、松山千尋さんにも深謝いたします。

執筆を終えて、幸福論のくだりを読み直し、イラストレーションを見ていると、「この絵を描いていただけて本当によかった」と思います。本書のイメージカラーは、そこに描かれた「ひざかけ」に由来するものです。

実は、執筆の前まで何年も、私は祖母のくだりを書けないでいました。あのたった3ページを、何度も書こうと思いながら書けないままでした。でも、今回は書けた。やはり私は変化したのです。

参考文献

『やってくる（シリーズ ケアをひらく）』
郡司ペギオ幸夫　医学書院

『なぜ私は一続きの私であるのか
ベルクソン・ドゥルーズ・精神病理』
兼本浩祐　講談社選書メチエ

『意味がない無意味』
千葉雅也　河出書房新社

『〈責任〉の生成——中動態と当事者研究』
國分功一郎　熊谷晋一郎　新曜社

『140字の戦争——SNSが戦場を変えた』
デイヴィッド・パトリカラコス　訳・江口泰子　早川書房

「SNS医療のカタチ」を知るためのおすすめ資料

『世界最高のエビデンスでやさしく伝える
最新医学で一番正しい アトピーの治し方』
大塚篤司　ダイヤモンド社

『マンガでわかる! 子どものアトピー性皮膚炎のケア』
堀向健太　マンガ・青鹿ユウ　内外出版社

『医者と病院をうまく使い倒す34の心得
人生100年時代に自分を守る上手な治療の受け方』
山本健人　KADOKAWA

『世界中の医学研究を徹底的に比較してわかった
最高のがん治療』
勝俣範之　大須賀覚　津川友介　ダイヤモンド社

Profile

市原真《いちはら・しん》

1978年生まれ。2003年北海道大学医学部卒業。国立がんセンター中央病院(現国立がん研究センター中央病院)研修後、札幌厚生病院病理診断科へ(現在、同科主任部長)。医学博士。病理専門医・研修指導医、臨床検査管理医、細胞診専門医。
ツイッターでは「病理医ヤンデル(@Dr_yandel)」として人気を博し、現在フォロワー数12.8万人。著書に『いち病理医の「リアル」』『Dr.ヤンデルの病院選び ヤムリエの作法』(共に丸善出版)、『病理医ヤンデルのおおまじめなひとりごと 常識をくつがえす"病院・医者・医療"のリアルな話』(大和書房)、『どこからが病気なの?』(ちくまプリマー新書)などがある。

ブックデザイン　西垂水敦・松山千尋(krran)
イラスト　よしだみさこ

ヤンデル先生の
ようこそ! 病理医《びょうりい》の日常《にちじょう》へ

2021年3月10日　初版第1刷発行
2021年3月28日　初版第2刷発行

著者　市原 真

発行者　松原淑子
発行所　清流出版株式会社
〒101-0051
東京都千代田区神田神保町3-7-1
電話　03-3288-5405
ホームページ　http://www.seiryupub.co.jp/

編集担当　秋篠貴子
印刷・製本　シナノパブリッシングプレス

乱丁・落丁本はお取替えいたします。
ISBN978-4-86029-500-4